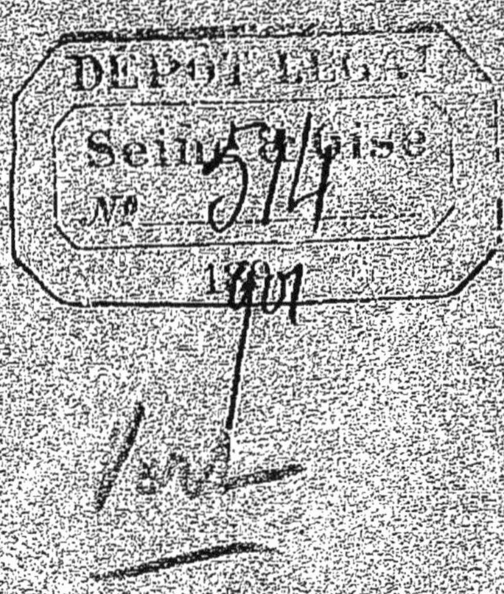

LES ACTUALITÉS MÉDICALES

Radiothérapie

et

Photothérapie

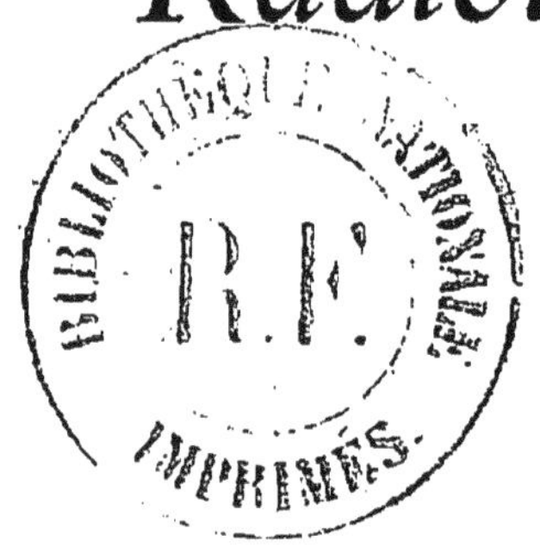

LES ACTUALITÉS MÉDICALES

Collection de volumes in-16, de 96 pages, cartonnés

Chaque volume : 1 fr. 50

Anatomie clinique des Centres nerveux, par le professeur Grasset.

Diagnostic des Maladies de la Moelle, *siège des lésions*, 2e *édition*, par le professeur Grasset.

Diagnostic des Maladies de l'Encéphale, *siège des lésions*, par le professeur Grasset.

L'Appendicite, par le Dr Aug. Broca, professeur agrégé à la Faculté de médecine de Paris.

Les Rayons de Röntgen et le Diagnostic des Affections thoraciques non tuberculeuses, par le Dr A. Béclère, médecin de l'hôpital Saint-Antoine.

Les Rayons de Röntgen et le Diagnostic de la Tuberculose, par le Dr A. Béclère.

La Radiographie et la Radioscopie cliniques, par le Dr L.-R. Régnier.

Cancer et Tuberculose, par le Dr Claude, médecin des Hôpitaux de Paris.

La Diphtérie, par les Drs H. Barbier, médecin des Hôpitaux, et G. Ulmann.

La Grippe, par le Dr L. Galliard, médecin de l'hôpital Saint-Antoine.

Le Traitement de la Syphilis, par le Dr Emery.

Chirurgie des Voies biliaires, par le Dr Pauchet.

Le Traitement pratique de l'Epilepsie, par le Dr Gilles de la Tourette, professeur agrégé à la Faculté de Médecine de Paris, médecin de l'hôpital Saint-Antoine.

Formes et Traitement des Myélites syphilitiques, par le Dr Gilles de la Tourette.

Les États neurasthéniques, par le Dr Gilles de la Tourette, 2e *édition*.

Psychologie de l'Instinct sexuel, par le Dr Joanny Roux, médecin des Hôpitaux de Saint-Etienne.

Les Glycosuries non diabétiques, par le Dr Rocque, professeur agrégé à la Faculté de Lyon, médecin des Hôpitaux.

Les Régénérations d'organes, par le Dr P. Carnot, docteur ès sciences,

Le Tétanos, par les Drs J. Courmont et M. Doyon, professeur et professeur agrégé à la Faculté de Lyon.

La Gastrostomie, par le Dr Braquehaye, professeur agrégé à la Faculté de Bordeaux.

Le Diabète, par le Dr R. Lépine, professeur à la Faculté de Lyon, médecin des Hôpitaux.

Les Albuminuries curables, par le Dr J. Teissier, professeur à la Faculté de Lyon.

Thérapeutique oculaire, par le Dr F. Terrien, chef de clinique ophtalmologique à la Faculté de Paris.

La Fatigue oculaire, par le Dr Dor.

Les Auto-intoxications de la grossesse, par le Dr Bouffe de Saint-Blaise, accoucheur des Hôpitaux de Paris.

Le Rhume des Foins, par le Dr Garel, médecin des Hôpitaux de Lyon.

Le Rhumatisme articulaire aigu en bactériologie, par les Drs Triboulet, médecin des hôpitaux, et Coyon.

Le Pneumocoque, par Lippmann. Préface de M. Duflocq.

La Mécanothérapie, par le Dr L.-R. Regnier.

La Cryoscopie des urines, par les Drs Claude et Balthazard.

La Psychologie du Rêve, par Vaschide et Piéron.

Les Enfants retardataires, par le Dr Apert, chef de clinique médicale la Faculté de Paris.

2316-01. — Corbeil. Imprimerie Éd. Crété.

LES ACTUALITÉS MÉDICALES

Radiothérapie et Photothérapie

PAR

Le Dr L.-R. REGNIER
Chef du Laboratoire d'Électrothérapie et de Radiographie à l'Hôpital de la Charité

Avec 10 figures dans le texte.

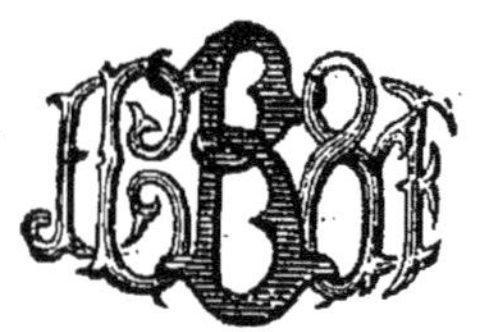

PARIS
LIBRAIRIE J.-B. BAILLIÈRE ET FILS
19, RUE HAUTEFEUILLE, 19
1902

RADIOTHÉRAPIE

ET

PHOTOTHÉRAPIE

I. — LA LUMIÈRE.

Depuis les origines de la médecine, l'influence bienfaisante de la lumière solaire a été empiriquement reconnue et utilisée. Depuis environ un siècle seulement, des données positives ont été acquises sur son mode d'action; l'utilisation curative de la lumière artificielle remonte à peine à quelques années. Bien que nous ne sachions, relativement à la nature intime de cette force, rien de plus que de celle des autres formes de l'*énergie*, nous pouvons considérer comme un des progrès les plus considérables de la science du XIXe siècle la notion des relations qui l'unissent aux autres modalités : son, chaleur, électricité, mouvement. Ces connaissances ont permis en effet de ne plus considérer les forces comme autant de fluides distincts, jouissant de propriétés spéciales, mais bien comme des effets provenant d'une même cause et obéissant à un ensemble de lois communes. Les applications de la lumière à la thérapeutique sont une des conséquences les plus utiles de ces découvertes.

Pour les bien faire comprendre, il nous faut exposer les transformations qu'ont subies les théories relatives à l'origine de la lumière.

1. **Théorie physique de Newton.** — Pendant le XVIIIe siècle, ce fut la théorie de l'émission, due à Newton, qui régna en maîtresse sur la science. L'illustre physicien considérait la lumière comme une véritable substance émanant de certains corps, susceptible de traverser l'espace et d'être absorbée, réfléchie ou réfractée, suivant les milieux qu'elle rencontrait.

2. **Théorie de Huyghens.** — Dès cette époque cependant, Huyghens, se fondant sur certaines expériences, admet que la lumière est le résultat d'un mouvement ondulatoire rapide de ce milieu très élastique, remplissant les espaces interplanétaires et entourant les atômes des corps, qu'on appelle l'*éther*. Au commencement du XIXe siècle, les travaux de Fresnel vinrent confirmer la théorie de Huyghens, qu'on appelle *théorie des radiations*. Un peu plus tard, Ampère, en étudiant les actions réciproques des courants électriques, était amené à admettre l'existence de l'éther et fondait l'électrodynamique qui fut une des bases des progrès accomplis depuis.

3. **Théorie de Faraday.** — Faraday, en découvrant la polarisation rotatoire de la lumière, fut mis sur la trace de ses analogies avec l'électricité. Son expérience, très ingénieuse, mérite d'être rappelée ici. On savait déjà que les vibrations transversales de l'éther,

qui produisent la lumière, changent très rapidement de direction, lorsqu'on les abandonne à elles-mêmes ; mais si on les fait réfléchir sur un miroir ou réfracter dans un milieu approprié, elles s'orientent toutes dans la même direction. C'est à ce phénomène qu'on a donné le nom de *polarisation*. Or, quand on soumet un rayon de lumière polarisée à l'action d'un électro-aimant puissant, la direction des vibrations change et il semble que les molécules d'éther tournent sur elles-mêmes. C'est ce phénomène que Faraday désigna sous le nom de *polarisation rotatoire*. Il montre que la lumière se comporte, dans ce cas, comme les gaz électrisés qui sont aussi susceptibles d'être polarisés. Vers la même époque, Helmholtz publia un mémoire sur la *conservation de l'énergie*, resté justement célèbre parce qu'il y apportait les preuves que toutes les fois qu'une force quelconque : mouvement, son, chaleur, lumière, électricité, semble disparaître, elle ne fait que se transformer en une autre modalité de l'énergie qui demeure égale à celle qui lui a donné naissance.

4. **Théorie de Maxwell.** — La voie était désormais ouverte pour les chercheurs, et les résultats scientifiques et pratiques obtenus aujourd'hui ne sont que la conséquence de ces premières constatations. Cependant, c'est seulement en 1868 que Maxwell exposa sa théorie électro-magnétique de la lumière qui semble aujourd'hui donner la meilleure interprétation des faits connus et permet de comprendre certaines analogies des actions physiques, chimiques, physiologiques et thérapeutiques de la lumière, de l'électricité et des rayons X. A l'aide d'une expérience ingénieuse, ce physicien avait pu apprécier que la

vitesse de l'unité électro-magnétique est sensiblement égale à celle de la lumière. Il en conclut que la lumière pourrait bien être due à des vibrations électro-magnétiques de l'éther, puisque la vitesse de ces dernières, variant de 440 à 770 trillions par

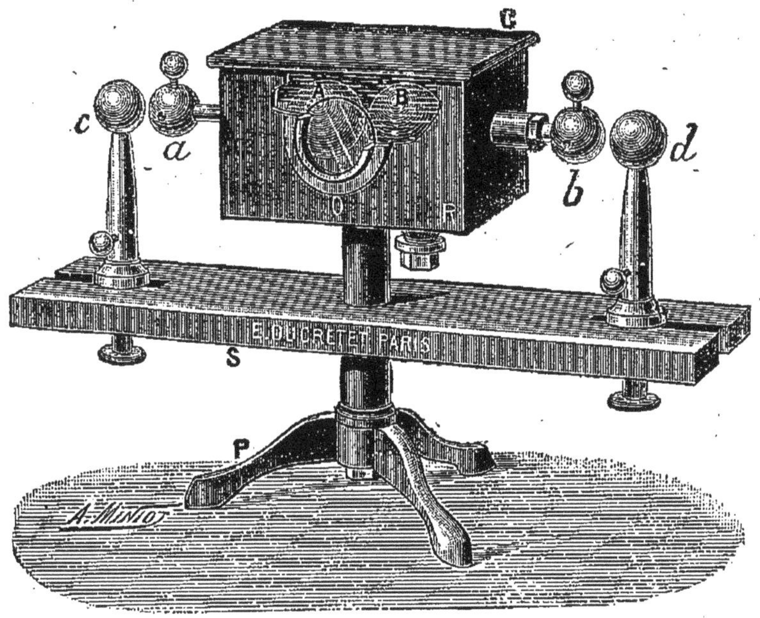

Fig. 1. — Résonnateur de Herz.

A et B, boules intérieures entre lesquelles éclate l'étincelle résonnante. — C, caisse résonnante. — *a*, *b*, *c*, *d*, bornes de prise de courant. — O, orifice pour regarder l'étincelle résonnante. — R, écrou de réglage. — S, socle. — P, pied.

seconde, est la même que celle des radiations visibles du spectre.

Pour donner à cette théorie, si séduisante par sa simplicité et sa correction mathématique, l'appui de l'expérience, il fallait obtenir des vibrations électriques encore plus rapides que celles de Maxwell.

Herz y parvint en 1888. Le point de départ de ses recherches fut basé sur un mémoire dans lequel Helmholtz avait noté que la décharge des condensateurs électriques n'est pas brusque, comme on l'avait pensé d'abord, mais que, au contraire, elle se fait par une série d'oscillations dont la durée est très courte; Federsen l'a trouvée inférieure à un dix-millionième de seconde. Herz établit que quand on fait décharger une forte bobine de Ruhmkorff dans des excitateurs dont les boules sont assez rapprochées, il se produit, entre ces dernières, une série de vibrations qui se propagent dans l'air environnant. En mettant dans le voisinage de ces excitateurs un appareil qu'il nomma *résonnateur* (fig. 1), il put obtenir de celui-ci des vibrations de même vitesse que celles de la bobine. Il démontra aussi que, si l'appareil peut recevoir et transmettre les vibrations, il est capable, dans certaines conditions, de les absorber. Grâce à cet instrument, il put se convaincre que, comme la lumière, la vibration électro-magnétique se propage en ligne droite, que, de plus, elle suit les mêmes lois de réflexion et de réfraction; enfin, en mesurant sa vitesse, il la trouva égale à celle de la lumière. Ces résultats ont été depuis confirmés par Lecher et Tumlitz. On peut donc admettre actuellement que l'hypothèse de Maxwell correspond à la réalité des faits et que la lumière et l'électricité sont, sinon une même force, du moins deux modalités très voisines de l'énergie.

D'ailleurs, celles-ci ont encore physiquement d'autres analogies. Presque toujours la lumière s'accompagne d'un certain degré de chaleur et, bien que certaines expériences de Moore aient montré qu'on pouvait avec l'électricité obtenir de la lumière froide, dans les conditions ordinaires, qui sont celles de la photothérapie, les radiations lumineuses et les radiations calorifiques sont presque toujours unies. Mais il est encore deux propriétés de la lumière que l'électricité possède aussi : la première, c'est de provoquer dans certains corps un éclat verdâtre particulier qui ressemble à la teinte du fluor vu dans l'obscurité, d'ou son nom de *fluorescence*; la seconde, c'est de communiquer à d'autres corps une luminescence analogue à celle du phosphore, d'où son nom de *phosphorescence*.

La fluorescence diffère de la phosphorescence par le caractère qu'elle a de durer seulement pendant le temps que le corps fluorescent est exposé à l'action lumineuse ou électrique, tandis que la phosphorescence persiste pendant quelques moments après que cette action a cessé. Ekeloff avait signalé ce fait en 1889 à la Société de physique. En mettant un petit tube à gaz raréfié entre les bornes d'un résonnateur de Herz, il vit le tube s'éclairer quand il était placé dans un endroit où se propageaient des vibrations électriques suffisamment rapides qui étaient recueillies par le résonnateur. Ce résultat fut encore dépassé par Tesla avec les courants à haute fréquence. En reliant l'une des tiges de l'excitateur à une grande plaque métallique isolée du sol par un pied de verre, on crée sur cette plaque un champ électrique puissant et animé de vibrations aussi rapides que les courants qui lui donnent naissance. Ces vibrations se propagent à travers l'air, et, si on approche de la plaque des tubes de Gesler, de Crookes ou de Tesla en les tenant à la main, on les voit s'illuminer brillamment, sans que l'opérateur éprouve aucune sensation, bien qu'il soit parcouru par un courant électrique intense. Si on interpose entre la plaque vibrante et le tube un écran métallique relié au sol par un fil conducteur, le tube ne s'éclaire pas, tandis que des écrans de bois ou d'ébonite, placés dans les mêmes conditions, n'arrêtent pas la vibration et le tube s'éclaire. On a constaté que les rayons X aussi sont arrêtés par les corps métalliques et traversent le papier, le bois et les corps organisés.

L'électricité et la lumière ont donc des propriétés physiques identiques.

5. Relations de la lumière et de l'électricité avec les autres formes de l'énergie. — Nous allons montrer maintenant quelques-unes de leurs relations avec les autres formes de l'énergie, notamment la chaleur et l'action chimique.

Les mouvements vibratoires lumineux de l'éther (qu'on appelle aussi des radiations ou des rayons) se transmettent, dans certaines circonstances, soit aux molécules des corps minéraux, soit à celles des corps organisés et ils se transforment en donnant naissance à des effets nouveaux, physiques, chimiques ou psychiques. Supposons, par exemple, un fil de platine placé dans une chambre obscure et intercalé dans le circuit d'une pile dont on peut faire à volonté varier l'intensité. Plaçons près de ce fil un papier photographique sensibilisé et une pile thermo-électrique dont le galvanomètre sera placé en dehors de la chambre obscure. Lançons un faible courant dans le fil : celui-ci reste invisible et le papier photographique n'est pas impressionné ; cependant, la main approchée perçoit une légère sensation de chaleur qui va croître en même temps que grandit l'intensité du courant. Le galvanomètre de la pile thermo-électrique, dont l'aiguille se dévie de plus en plus, témoigne aussi que le fil de platine dégage de la chaleur. Bientôt le fil prend une couleur rouge sombre et devient visible ; à mesure que l'incandescence augmente, les sensations optiques et calorifiques deviennent plus fortes ; enfin, quand elle atteint le rouge blanc, le papier photographique est à son tour impressionné. Ainsi l'électricité a pu se transformer en chaleur, en lumière, enfin en action chimique. Elle a provoqué deux sensations. Cette expérience prouve en même temps que la chaleur peut exister en dehors de la lumière ; d'autres établissent aussi l'existence d'actions chimiques en dehors de toute participation de la lumière et de l'électricité. La chaleur, la lumière, l'action chimique ont donc une existence propre, indépendante, dans certaines conditions, des autres modalités de l'énergie. Mais elles se trouvent réunies quand la lumière est produite par des corps incandescents, comme le soleil, ou les sources de lumière artificielle, flammes de bougie, d'huile, de pétrole, de gaz divers, lampes électriques à incandescence ou à arc, et c'est ce qui est intéressant pour le médecin, parce que, suivant la nature de la source lumineuse, la richesse relative de chacune de ces forces est différente ; ceci est facile à comprendre par une courte explication physique.

6. Composition du spectre. — Quand on fait passer un faisceau de rayons lumineux à travers un prisme, les diverses radiations qui composent le faisceau subissent dans le prisme un degré spécial de déviation et elles se rangent dans un certain ordre, constituant ce qu'on appelle le *spectre*. En deçà du rouge, existent les premières radiations calorifiques; elles accompagnent les radiations lumineuses dans la zone qui s'étend du rouge au vert; là elles sont remplacées par les radiations chimiques ou actiniques qui occupent, avec la lumière, toute la région du violet et sont encore contrôlables au delà dans une certaine étendue qui constitue la zone de l'ultraviolet. La localisation de chacune de ces variétés de radiations dans le spectre tient à ce qu'elles présentent chacune des constitutions ou *longueurs d'onde* différentes : les radiations calorifiques sont les plus longues; les lumineuses tiennent le milieu, les actiniques sont les plus courtes. A cette dernière catégorie appartiennent aussi les rayons X.

7. Radiations calorifiques, lumineuses, chimiques. — Il est de plus possible, à l'aide de certains artifices, d'utiliser, en même temps que les radiations lumineuses, soit les radiations calorifiques, soit les chimiques, et c'est là la base de la photothérapie, car ces associations ou dissociations sont loin d'être indifférentes, tant au point de vue physique, qu'au point de vue biologique et thérapeutique.

L'association des radiations calorifiques, lumineuses et chimiques se fait suivant certaines conditions dont il y a lieu aussi de tenir compte dans les applications médicales.

Tyndall a démontré que les radiations calorifiques, que l'on trouve dans la zone infra-rouge, augmentent de nombre et d'amplitude à mesure que viennent s'y adjoindre les rayons lumineux de la première portion du spectre et cela nous explique pourquoi les sources de chaleur lumineuses développent de plus hautes températures que celles qui fournissent de la chaleur obscure. Cela nous explique aussi pourquoi les divers corps incandescents fournissent une inégale quantité de chacune des variétés de radiations. Si nous prenons comme type la lumière solaire, nous y trouvons une répartition qui n'est jamais égale, parce que les radiations calorifiques lumineuses peuvent être arrêtées en chemin par la vapeur d'eau répandue dans l'atmosphère, qui les transforme en chaleur obscure. Les flammes de l'huile, du pétrole, du gaz d'éclairage, des lampes électriques à incandescence contiennent une proportion relativement élevée des radiations calorifiques, tandis que celles de la lumière oxhydrique, de l'acétylène, des lampes électriques à arc, surtout quand elles sont actionnées par des courants alternatifs, sont plus riches en radiations chimiques. Toutes ces radiations obéissent aux mêmes lois relativement à leur mode de propagation, de réflexion, de réfraction; mais elles sont absorbées d'une façon inégale, suivant les milieux qu'elles traversent. Si en effet on fait tomber sur un corps quelconque un faisceau de lumière et que ce corps soit doué d'un pouvoir réflecteur et diffusif très grand, il absorbera et transformera peu de rayons. Il en est ainsi pour les métaux polis, qui réfléchissent les radiations calorifiques et lumineuses sans s'échauffer beaucoup et pour le verre blanc qui se laisse traverser à peu près complètement. Certains gaz, l'air en particulier, sont aussi très transparents pour la lumière, les radiations chimiques et les radiations calorifiques, ce qui explique pourquoi sur les montagnes élevées l'air reste frais, tandis que la peau peut ressentir l'effet des radiations chimiques du soleil, se traduisant tout d'abord par une sensation de picotement plus ou moins intense et ensuite par un érythème à caractères particuliers sur lequel nous reviendrons. Mais quand l'air est chargé de vapeur d'eau, la majeure partie des radiations calorifiques sont absorbées par elle et ne parvient plus au sol.

8. Analogies des rayons ultra-violets, de l'effluve électrique et des rayons X. — La chaleur lumineuse, appelée encore *rayonnante* ou *radiante*, est identique, comme nature, à la chaleur obscure; elle ne se transmet pas aux corps voisins de la même façon. La chaleur obscure en effet se transmet surtout par conduction, la chaleur lumineuse par rayonnement. Comme la lumière, elle traverse les milieux raréfiés et le vide, se diffuse ou se réfléchit; elle peut aussi être absorbée et transformée en énergie, mécanique ou chimique, conformément aux lois de la transformation de l'énergie, et provoquer ainsi des réactions physiologiques que nous aurons à utiliser. C'est justement en vertu du phénomène de l'absorption que les rayons infra-rouges n'impressionnent pas la rétine, parce que les milieux de l'œil étant peu diathermanes, 8 à 9 p. 100 seulement de ces rayons parviennent à la rétine. Il se peut aussi que leur longueur d'onde soit trop grande pour impressionner les extrémités nerveuses qui remplissent cette membrane. Pour les rayons ultra-violets, il se produit un phénomène inverse; ils parviennent en totalité dans le fond de l'œil, mais leur longueur d'onde étant inférieure à 392 μ, les nerfs ne sont pas impressionnés. Il se produit, pour ceux-ci, ce qu'on observe pour les autres avec les ondulations électriques de haute fréquence; d'Arsonval a en effet démontré que, quand on fait passer dans les nerfs sensibles, des ondulations électriques dont le nombre ne dépasse pas 10000 par seconde, elles sont perçues; mais si on augmente leur rapidité pour arriver à 100 000 par seconde, la sensation ne se produit plus, et cependant ces courants provoquent dans l'organisme des effets calorifiques et chimiques énergiques.

Les rayons X, dont la longueur d'onde est de beaucoup inférieure à 392 μ, ne sont pas directement perçus par l'œil et la sensation optique n'est obtenue que grâce à la faculté qu'ont ces rayons de déterminer la fluorescence dans certains corps comme le platinocyanure de baryum.

Mais toutes les radiations : lumineuses, électriques ou rayons X, dont la longueur d'onde est inférieure à 500 μ, possèdent la propriété chimique de réduire les sels d'argent et par conséquent sont susceptibles de donner des images photographiques et de provoquer dans les organismes des réactions chimiques de même nature pour chacune d'elles. Le fait fut démontré, dès le milieu du siècle dernier, pour la lumière, et c'est de là que naquirent la daguerréotypie et la photographie. Boudet (de Paris) le fit pour les effluves électriques en 1884. Il reproduisit en effet sur un papier sensible, à l'aide des effluves d'une machine statique, les images gravées sur des médailles posées sur ce papier dans l'obscurité; cela démontrait en même temps que l'énergie électrique pouvait traverser les corps opaques, mais on ne tira pas alors parti de cette dernière constatation. Plus récemment, Leduc (de Nantes) a montré au Congrès de l'Avancement des Sciences de Boulogne qu'on pouvait, à l'aide des radiations violettes et ultra-violettes émanant des effluves des machines électrostatiques, reproduire dans l'obscurité sur papier sensible l'image d'un cliché photographique ordinaire; enfin Röntgen, dès la découverte des rayons X, nota leur pouvoir photo-chimique. L'identité d'action de ces diverses modalités de l'énergie sur les sels minéraux est donc complète.

9. Définitions de la photothérapie et de la radiothérapie. — Nous verrons ces analogies se reproduire pour les réactions auxquelles elles donnent naissance dans les corps organisés; mais ces prémisses nous permettent maintenant de définir en quoi consistent la photothérapie et la radiothérapie.

La *photothérapie* est la branche de la thérapeutique relative aux applications de la lumière avec ses triples propriétés calorifique, éclairante et chimique, employées seules ou associées.

La *radiothérapie* comprend les applications des propriétés chimiques des rayons X à la cure de certaines maladies.

Il résulte de ces deux définitions que les indications de la photothérapie sont plus étendues que celles de la radiothérapie et que, dans un certain nombre de cas, on pourra utiliser indistinctement l'un ou l'autre de ces deux moyens thérapeutiques.

Nous verrons, par la suite, que, dans la photothérapie, on a presque toujours utilisé la lumière solaire ou la lumière électrique. Cela tient à ce que les diverses sources de la lumière artificielle en usage aujourd'hui sont inégalement riches en radiations de diverses natures. Les flammes de gaz, d'huile, de pétrole, d'alcool sont, si on les compare à la lumière solaire, beaucoup plus riches en radiations calorifiques, qu'en radiations chimiques ; les lampes électriques à incandescence ou à arc produit par un courant continu s'en rapprochent davantage. Les lumières très blanches, comme celles des lampes oxhydriques, des becs à acétylène et des lampes électriques à arc actionnées par un courant alternatif fournissent une quantité considérable de radiations chimiques et sont relativement pauvres en chaleur.

Aussi pourrait-on les employer de même que la lumière fournie par les becs Auer, ou autres systèmes à incandescence pour certaines applications. Mais les lampes électriques sont plus facilement réglables, d'un maniement plus simple ; elles brûlent peu ou pas l'air ambiant, ne répandent ni fumées, ni gaz délétères ; c'est ce qui explique pourquoi on les a en général préférées à toutes les autres sources lumineuses.

II. — ACTION PHYSIOLOGIQUE DE LA LUMIÈRE ET DES RAYONS X.

1. Influence de la lumière blanche sur les plantes, les animaux, l'homme. — L'action biologique exercée par la lumière sur les êtres organisés est considérable et complexe, son mécanisme est, sous certains rapports, encore incomplètement élucidé. En dehors du rôle joué dans le phénomène de la vision par les rayons lumineux, nous ne possédons aujourd'hui qu'un petit nombre de données positives sur la part qui revient aux actions calorifiques, éclairantes et chimiques dans les actes de la vie ; elles sont cependant suffisantes pour fournir une base sûre aux applications thérapeutiques.

Pendant la première moitié du XIXe siècle, l'attention des savants fut surtout attirée par les réactions que présentent les êtres organisés soumis à l'influence de la lumière solaire, telle qu'elle nous parvient à travers l'espace.

2. Action des différentes radiations du spectre. — Depuis, on a cherché à déterminer la part de chacune des variétés de radiations, en éliminant, au moyen de divers artifices, tantôt les rayons calorifiques, tantôt les rayons chimiques et on a pu établir ainsi que la lumière blanche était susceptible de provoquer une triple réaction : calorifique, chimique, et sensitivo-motrice ; cette dernière se transformant, chez l'homme, en une double perception consciente de chaleur et de lumière.

On attribue à l'action chimique les mouvements qu'effectuent certaines plantes (tournesols, sensitives) ou certains organismes inférieurs (protées) quand ils sont frappés par la lumière solaire, et à l'action psychique la sensation particulière de bien-être qu'on éprouve par un jour clair, moyennement ensoleillé, la tristesse et le malaise que donne une atmosphère sombre.

En ce qui concerne les plantes, Saussure, Morien, Hunt ont établi que la germination est surtout influencée par la température et l'humidité, tandis que les radiations lumineuses jouent un rôle considérable dans le mécanisme de l'absorption du carbone, en provoquant la décomposition de l'acide carbonique de l'air dont l'oxygène est dégagé tandis que le carbone est fixé surtout sur les parties vertes des végétaux. Dans l'eau, le même phénomène se produit pendant le jour. La nuit, les réactions sont renversées et les plantes, comme d'autres organismes d'ordre plus élevé, absorbent de l'oxygène et dégagent de l'acide carbonique. Guettard, dès 1748, avait noté que les plantes exhalent plus d'eau pendant le jour et surtout quand elles sont frappées directement par les rayons du soleil. Dehérain prouva qu'il ne s'agissait pas d'un simple phénomène d'évaporation, attendu qu'il se produisait même dans une atmosphère saturée de vapeur d'eau et Lawes fit voir que cette exhalation était indépendante du degré de la température, mais variait suivant la coloration des rayons reçus par la plante ; le maximum d'élimination d'eau et de fixation du carbone se produisant quand les plantes étaient sous l'influence de rayons rouges ou jaunes. Ces faits ont été confirmés par des expériences de Flammarion, communiquées à l'Académie des sciences en 1898. Ces expériences ont porté sur la croissance des végétaux à la fois en hauteur et en étendue. L'accroissement en hauteur était maxima dans les serres à verres rouges, puis dans celles à verres verts et blancs. Pour la vigueur et l'activité de la végétation, c'était encore dans les serres à verres rouges qu'il obtint les plus beaux échantillons, puis dans celles à verres blancs et verts. Tous ceux qui furent soumis à la lumière bleue s'étiolèrent.

Il semble donc que, pour les végétaux, ce sont les radiations lumineuses et calorifiques qui sont le plus utiles à leur développement; car, dans ces expériences, l'interposition entre la source lumineuse et les plantes de verres rouges ou verts a arrêté les radiations chimiques, tandis que le verre bleu ne laissait pas passer les radiations calorifiques. Cependant, dans toutes les serres, la température et le degré d'humidité étaient maintenus semblables.

Sur les animaux, les constatations sont identiques. Dans les eaux stagnantes contenant des matières organiques et maintenues dans l'obscurité, Morien n'a vu se développer qu'une seule espèce d'infusoire, la *monas-termo*; si on éclaire ces eaux, le nombre des espèces augmente, surtout quand la lumière est rouge ou jaune.

Edwards, en 1824, reconnut que des œufs de grenouille, déposés dans un verre transparent exposé à la lumière, se développaient bien, tandis que d'autres, renfermés dans un vase placé dans l'obscurité, n'arrivaient pas à achever leur développement; il en fut de même pour les têtards. Plus récemment, Flammarion répétant sur les œufs des vers à soie ses expériences sur les végétaux a constaté que la production maxima se faisait sous les verres incolores, puis sous ceux qui laissent passer les rayons les moins réfrangibles du spectre (rouge à vert) et cela au double point de vue du nombre des individus nés et de la grosseur des cocons fournis plus tard. Les vers placés dans les verres rouges donnent plus de femelles et plus d'œufs.

Ainsi chez les animaux, de même que chez les plantes, les radiations calorifiques et lumineuses semblent les plus utiles à l'entretien de la vie. Comment expliquer leur action ? Chez les animaux, on pense que l'excitation provoquée par les ondes lumineuses agit par voie réflexe sur le système nerveux ou sur les plasmas cellulaires. Cette théorie est appuyée sur les expériences de Moleschott, sur les grenouilles ; il a constaté que ces batraciens exhalent plus d'acide carbonique à la lumière qu'à l'obscurité et que la quantité de gaz expiré varie avec l'intensité de la lumière ; mais le phénomène est moins net lorsqu'on a crevé les yeux aux grenouilles.

Chez les animaux supérieurs et chez l'homme, l'influence de la lumière sur les fonctions de la nutrition, sur les sécrétions et sur les centres psycho-moteurs est encore plus facile à mettre en évidence. L'expérience de tous les jours prouve que les individus qui vivent dans des locaux où la lumière du jour n'arrive que peu ou pas, s'anémient et s'étiolent, tandis que ceux que leur profession oblige à rester pendant de longues heures exposés à l'action de l'air et de la clarté solaire sont en général vigoureux et colorés. Il y a, il est vrai, dans ces cas, à tenir compte de la différence d'aération et de régime alimentaire, mais les expériences de physiologie et la clinique nous permettent de penser que ces deux conditions ne jouent là qu'un rôle accessoire. Ces dernières montrent, en effet, que les rayons lumineux, suivant leur couleur, agissent d'une façon différente sur la circulation, la nutrition et le système nerveux. Les rayons blancs, quand ils sont suffisamment intenses, activent la circulation, mais surtout la circulation superficielle, les rayons rouges et jaunes ont une action plus intense, plus profonde; les bleus et les violets ralentissent le cours du sang et peuvent, dans une certaine mesure, en applications localisées, faire disparaître l'hyperhémie. De même, la lumière blanche donne un coup de fouet à la nutrition et les rayons rouges et jaunes montrent là encore leur supériorité. Ils activent le travail de la nutrition générale, quand ils sont dirigés sur la totalité du corps ou tout au moins sur une grande étendue de la peau. On peut, en les localisant et en les concentrant, accélérer la nutrition locale d'une région quelconque de l'organisme; sur le système nerveux, l'influence des radiations n'est pas moins manifeste et varie aussi suivant leur couleur. La lumière rouge est excitante. MM. Lumière ont pu le constater d'une manière très remarquable chez ceux de leurs ouvriers qui manipulaient les produits photographiques dans des ateliers éclairés uniquement à la lumière rouge. Au bout d'un certain temps, ils devenaient nerveux et irritables, et on a pu faire cesser ces troubles de leur caractère, en remplaçant les verres rouges par des verres verts.

Féré et Raffegeau ont utilisé ces notions pour le

traitement des psychoses et de certaines névroses. Leur influence sur le symptôme douleur est des plus remarquables et élective. Lorsque la souffrance est provoquée par une inflammation, c'est la chaleur radiante lumineuse qui la soulage; si elle est due à une affection des nerfs, ce sont les rayons bleus ou verts qui sont préférables. Ainsi, s'explique aussi la sensation de bien-être qu'on éprouve sur les bords de la mer, dans les montagnes ou dans les campagnes verdoyantes. L'action tonique et sédative de ces éléments ne tient pas seulement à la pureté de l'air ou aux principes minéraux dont il est plus ou moins chargé, mais aussi certainement à la coloration bleue ou verte de la lumière réfléchie sur les flots, ou sur les végétaux environnants.

L'action bienfaisante de la lumière sur les organismes vivants est donc incontestable, et, bien que le mécanisme n'en soit pas encore absolument élucidé, on peut dire qu'elle est surtout provoquée par les radiations calorifiques et lumineuses transmettant à l'organisme une énergie qu'il transforme en l'absorbant. En dehors de l'action psychique produite par l'action de la lumière sur l'œil, il faut donc tenir compte de cet autre facteur. Le rôle des rayons les moins réfrangibles est le plus favorable, celui des plus réfrangibles paraît, d'après ce que nous avons déjà dit, plutôt funeste. En tout cas, il est comme pour les sels minéraux d'ordre chimique. Dès 1859, Niepce et Corvisart virent la lumière solaire transformer la fécule en dextrine et en acide oxalique et la matière glycogène être arrêtée dans le foie des grenouilles par l'obscurité. A la même époque, Charcot émettait à la Société de biologie l'opinion que certains accidents cutanés du coup de soleil devaient être attribués surtout aux radiations chimiques, en se basant sur une expérience de Despretz. Celui-ci avait montré que la lumière électrique très intense produisait un érythème semblable à celui de l'insolation et qu'on pouvait l'éviter, en plaçant entre la peau et la source lumineuse, une plaque de verre d'urane qui arrête les radiations violettes et ultra-violettes. On a remarqué aussi que cette éruption se produisait à la suite de l'exposition prolongée au soleil soit sur les montagnes, soit dans les régions polaires, alors que la température est inférieure à zéro.

L'argument n'est pas absolument décisif, car on peut dire que, si les radiations calorifiques lumineuses du soleil arrivent en moins grande quantité dans ces régions, elles sont néanmoins associées aux actiniques et pourraient agir. Mais Widmark a confirmé l'hypothèse de la nature chimique de cet érythème par une expérience ingénieuse. Il se servit d'une lampe à arc dont la lumière était projetée dans un tube, les radiations calorifiques lumineuses étaient interceptées par un courant d'eau froide. Une plaque de verre, au centre de laquelle était fixée une plaquette de cristal de roche, fermait l'une des extrémités du tube, l'autre était obturée par une lentille de cristal de roche, destinée à fournir un faisceau de rayons parallèles qui parcouraient le tube. Le cristal de roche est transparent pour les rayons chimiques seuls. Or, l'érythème de la peau exposée devant ce tube à la lumière de la lampe à arc ne se produisit que dans l'aire correspondant à la plaquette de cristal de roche. Tout récemment Möller (de Stockholm) a fait des expériences encore plus décisives et qui complètent ces résultats. Il a soumis des lapins à l'action de la lumière de lampes à arc de quatre mille bougies, en concentrant les rayons sur la région frontale, préalablement rasée, des animaux. Il a vu, au bout d'un certain temps, ceux-ci présenter des phénomènes de torpeur et des troubles cérébraux allant jusqu'à la mort subite. En faisant agir les rayons violets et ultra-violets seuls, les lapins ne manifestent aucun trouble cérébral, mais au bout de plusieurs heures, la peau devient le siège de lésions superficielles imitant celles de l'érythème solaire : rougeur et opacité de l'épiderme, desquamation et pigmentation consécutives. Il y a donc dans l'insolation et dans le coup de soleil électrique deux ordres de phénomènes distincts : la congestion et les troubles cérébraux dus aux rayons les moins réfrangibles, l'érythème engendré par les plus réfrangibles. C'est à ces derniers qu'on doit attribuer l'eczéma solaire, la xérodermie pigmentée, peut-être l'hydroa estival qui surviennent chez certaines personnes à peau très sensible ou prédisposées. Ils aggravent aussi les lésions cutanées des maladies éruptives, ainsi que Finsen l'a le premier prouvé.

Les radiations chimiques ont donc sur les organismes une action plutôt fâcheuse. Certains animaux les fuient instinctivement. Raphaël Dubois a vu des protées enfermés dans des cuves à verres colorés préférer le noir au rouge, celui-ci au jaune et vert ; ils fuient la lumière bleue. Des insectes, placés dans les mêmes conditions, évitent cette dernière et se portent vers le jaune ou le rouge.

On sait que la lumière détruit certains microorganismes. Le fait a été signalé dès 1878 par Downes et Blunt, depuis il a été confirmé par Arloing, d'Arsonval et Charrin, Buchner, Finsen et plusieurs autres auteurs, et Duclaux a pu dire avec juste raison que la lumière solaire était à la fois le meilleur et le plus économique des agents d'assainissement. Or ce sont, dans ce cas, surtout les radiations chimiques qui agissent. D'ailleurs, la plupart des organismes vivants ont contre celles-ci des moyens de défense énergiques. Depuis longtemps, on a remarqué que seuls les végétaux vivant à la lumière renferment de la chlorophylle, que celle-ci se trouve surtout sur les régions les plus éclairées et qu'il s'y ajoute souvent, sur les parties qui subissent davantage l'action du soleil, un pigment rouge. La peau des animaux est protégée par des plumes ou des poils, dont les couleurs sont en général plus accentuées sur les parties les plus insolées. Chez l'homme, c'est le pigment cutané qui joue le rôle principal d'écran protecteur, c'est pourquoi la peau a une teinte plus foncée chez les habitants des pays chauds et qu'on la voit, chez ceux des climats tempérés, se bistrer légèrement en été.

On peut aussi considérer comme un processus de défense l'hyperhémie qui survient dans les régions vivement frappées tout à coup par une lumière intense, la couleur rouge du sang absorbant les radiations actiniques. Les tissus eux-mêmes sont modifiés dans leur constitution physique par l'action constante de ces rayons : la peau est plus épaisse dans les régions du corps qui sont d'habitude découvertes; l'écorce des arbres est plus forte sur les parties les plus ensoleillées. L'excès d'insolation peut nuire à certaines sécrétions. Les arbres à quinquina en fournissent un exemple curieux. Quand on les importa d'Amérique en France, on constata qu'ils poussaient bien, mais que leur écorce ne renfermait que peu ou pas de quinine. Après de longues et couteuses expériences, les naturalistes furent amenés à penser que la mousse dont ces arbres étaient couverts dans leur pays d'origine pouvait bien jouer un rôle dans la production de cet alcaloïde, en absorbant les rayons actiniques. En effet quand on protégea l'écorce contre ces rayons, la quinine apparut.

Les rayons lumineux, suivant leurs couleurs, ont donc des actions absolument différentes, ce sont elles qu'on utilise dans la photothérapie.

3. Action des rayons X sur les organismes vivants. — Les effluves électriques et les rayons X sont doués de propriétés analogues à celles des rayons les plus réfrangibles du spectre. Hatkinson a démontré que ces derniers étaient absorbés par les végétaux qui ne semblent pas en éprouver de dommages ; Maldwey et Thouvenin les ont vu hâter la germination du liseron, du cresson alenois, du millet. Schaudum a constaté qu'ils impressionnent certaines espèces de protozoaires, d'autres s'y montrent tout à fait insensibles. Les résultats obtenus sur les cultures de microbes sont variables et contradictoires ; la vitalité de certaines espèces est entravée, leur virulence atténuée, d'autres, comme le *bacillus anthracis* et le bacille de Koch, semblent à peu près indifférents. Mais la variabilité des effets obtenus tient peut-être, comme le soutient Bang, à ce que tous les expérimentateurs ne se sont pas mis dans les mêmes conditions. La puissance des appareils générateurs des rayons, la distance du foyer lumineux à la culture, la durée de l'exposition ne sont pas les mêmes pour chacun. On ne saurait donc comparer ces résultats, et de nouvelles études, avec des méthodes plus uniformes, sont nécessaires pour les contrôler.

Les animaux d'un ordre plus élevé sont plus fortement impressionnés par les appareils à rayons X. Dès les premières recherches auxquelles leur découverte a donné lieu, on a vu chez les animaux ou chez les personnes placées longtemps devant le tube de Crookes se produire : la chute des poils ou des cheveux, des troubles trophiques des ongles, des brûlures graves et profondes de la peau. On a cherché la cause de ces accidents qui pouvaient nuire à l'emploi de la radioscopie et de la radiographie pourtant si utiles et on l'a trouvée. Les brûlures produites par les appareils à rayons X ont des caractères particuliers. Les lésions n'apparaissent que longtemps après l'exposition : quinze à vingt-cinq jours en moyenne, elles sont profondes et longues à cicatriser. Les spécialistes ne sont pas encore fixés sur leur mécanisme : quelques-uns admettent une action chimique directe, d'autres, comme Rodet et Bertin-Sans, Destot, pensent que les radiations impressionnent le système nerveux. Ce qui rend la question très complexe et difficile à éclaircir, c'est que ces brûlures n'ont été observées au début que par les médecins qui se servaient de bobines pour actionner les tubes de Crookes, tandis que ceux qui employaient les machines statiques n'en produisaient pas. C'est pourquoi on a tendance à admettre qu'elles ne sont pas le fait des rayons X et qu'on doit les attribuer au champ électro-magnétique qui se forme autour du tube de Crookes pendant qu'il est illuminé et par les radiations électriques qui s'y développent; la preuve en est donnée par ce fait que, si on supprime ce champ, soit en interposant entre le tube et le malade un écran d'aluminium relié au sol, soit en mettant le pôle négatif du tube à la terre, les brûlures ne se produisent plus. Mais, depuis que ces explications ont été données, des brûlures ont été produites avec les rayons X émanant de puissantes machines électrostatiques. C'est donc plutôt la quantité d'électricité mise en jeu qui fait varier la puissance chimique des rayons X que sa tension ou la forme de l'onde du courant. Cela infirme l'opinion de Schiff et Freund, au Congrès international d'électrologie et de radiologie de 1900, que l'action physiologique et thérapeutique des rayons X est nulle. Voitzechowsky, en cherchant quels étaient les effets qu'ils pouvaient produire sur des animaux protégés par un écran d'aluminium relié au sol, a vu en effet leurs poils tomber et l'érythème se produire, mais sans aucune réaction fâcheuse, même après une exposition de quarante-huit heures consécutives.

Chalupecki a constaté que les effets des rayons X sur les yeux sont analogues à ceux que déterminent les radiations solaires ou électriques très réfrangibles et cela se comprend puisque physiquement leurs ondes sont encore plus courtes que celles des rayons violets. Mais il en résulte aussi que leur activité chimique doit être proportionnée à leur constitution physique et c'est ce qui semble résulter des observations actuellement publiées.

Tels sont les principes physiques, chimiques et physiologiques sur lesquels sont basées la photothérapie et la radiothérapie modernes. De même que pour les autres moyens thérapeutiques, l'observation empirique a devancé l'explication scientifique. L'action bienfaisante de la lumière et de la chaleur sur l'évolution des maladies fut appréciée par les anciens. Nos connaissances actuelles ont seulement contribué à mieux préciser les indications et contre-indications de ces moyens de cure et à en faciliter l'emploi, en mettant dans les mains des médecins un outillage perfectionné.

III. — PRINCIPES DE PHOTOTHÉRAPIE ET DE RADIOTHÉRAPIE.

1. — HÉLIOTHÉRAPIE.

On utilise en photothérapie soit la lumière naturelle solaire, c'est l'héliothérapie, soit la lumière artificielle qui est fournie par des lampes électriques à incandescence ou à arc. C'est à ce dernier genre d'application qu'on a jusqu'ici plus spécialement réservé le nom de photothérapie. Quelques essais ont été faits avec la lumière oxhydrique et avec celle de l'acétylène, mais ils sont trop peu nombreux pour qu'il soit possible de faire autre chose que de les mentionner. D'ailleurs l'action curative cherchée est identique.

Quelle que soit la source lumineuse à laquelle on a recours, il y a deux manières de l'appliquer. Dans la première, on emploie la lumière blanche, avec son triple effet calorifique, lumineux et chimique. Dans la seconde, on supprime par divers artifices soit les radiations calorifiques, soit les radiations chimiques, pour ne se servir que de l'une d'elles associée aux rayons lumineux proprement dits.

On peut répartir les rayons sur toute la surface du corps ou en limiter l'action à un membre, une articulation, une région, suivant le siège et la nature de la maladie. Les *bains de lumière* sont donc généraux ou locaux, suivant les cas.

L'héliothérapie, ainsi que nous l'avons dit, fut pratiquée par les anciens et notamment par les Grecs qui lui avaient donné le nom d'*arénation*.

Le procédé qu'ils employaient consistait à enterrer une partie plus ou moins grande du corps ou même le corps tout entier jusqu'au cou, sous une mince couche de sable préalablement chauffé par le soleil. L'arénation est encore usitée de nos jours en Orient, en Afrique et en France sur le littoral de la Méditerannée, de l'Océan et de la Manche où la pratique des bains de sable salés est bien connue et appréciée. Ceux-ci se prennent aussi près que possible du lieu où la mer bat son plein, au moment où le soleil a bien séché le sable et le chauffe fortement. On couvre tout le corps ou seulement une partie, suivant le siège du mal, d'une couche de sable de 12 à 15 centimètres d'épaisseur et le malade reste ainsi exposé à l'ardeur du soleil pendant un quart d'heure ou une demi-heure, en ayant soin de bien s'abriter la tête au moyen d'un parasol. Sous l'influence de cette insolation, le pouls s'élève, le corps rougit et une sueur abondante s'échappe de tous les pores. La durée de ce bain doit être attentivement surveillée, parce qu'on a observé que l'exposition trop prolongée à son action pouvait causer un affaiblissement allant jusqu'à la syncope. Immédiatement après, le malade doit être remis au lit jusqu'à la fin de la transpiration. Bien appliqués, ils sont très réellement utiles dans un assez grand nombre de cas : Hameau les a prescrits avec succès contre les accidents de la scrofule et du lymphatisme. Marchant, Pouget les ont essayés avec succès contre le rhumatisme chronique et ont vu des guérisons se produire au bout de 6 à 15 bains ; leur efficacité contre l'anémie, la chlorose et le rachitisme chez les enfants est indubitable. En Orient, on les utilise aussi contre la lèpre et l'éléphantiasis, les Arabes leur attribuent, pour la cicatrisation des plaies, une efficacité, que des expériences plus récentes et plus scientifiques ont confirmée. Bien qu'il y ait lieu de tenir compte dans l'arénation ainsi pratiquée de l'influence tonifiante du sel marin mélangé au sable, il est bien certain, avec ce que nous savons aujourd'hui de l'action physiologique et thérapeutique de la lumière, qu'elle y joue aussi un rôle important, surtout par ses radiations calorifiques. Au Tyrol, on utilise aussi l'action de la lumière solaire pure pour le traitement de certaines affections. Les malades sont exposés nus dans des endroits *ad hoc*. On pourrait de même dans les galeries de cure des sanatoriums pour tuberculeux, l'utiliser concurremment avec la cure d'air.

L'activité chimique des radiations lumineuses n'a été vraiment scientifiquement utilisée que depuis les recherches de Finsen. Dans un premier mémoire publié en 1893, il montra d'abord l'intérêt qu'il y avait à soustraire les varioleux à l'influence de la lumière blanche en les soignant dans des chambres éclairées seulement à la lumière rouge, puis dans une série de travaux parus dans les années suivantes, il a reconnu le parti qu'on pouvait tirer des rayons actiniques pour traiter certaines dermatoses et notamment la pelade et le lupus.

Apéri (de Constantinople), connaissant par les auteurs anciens les effets de la cautérisation solaire et de l'insolation, a préconisé, dès 1898, sous le nom de *phacothérapie*, une méthode dans laquelle il conseille l'emploi des trois variétés de radiations concentrées à l'aide d'une lentille et appliquées successivement sur les régions malades. On sait en effet que grâce aux différences physiques des rayons et à l'aberration de sphéricité des lentilles, les foyers calorifiques, lumineux et chimiques ne sont pas exactement au même point; le troisième étant un peu en deçà des deux autres, celui des rayons lumineux au milieu. Il invoque en faveur de cette pratique sa grande simplicité puisqu'il suffit d'une simple lentille pour utiliser telle ou telle radiation[1] ou les trois successivement, et son efficacité basée sur les succès obtenus par un assez grand nombre de médecins de notre époque et confirmant les données traditionnelles.

Il admet qu'à défaut de la lumière solaire on pourrait utiliser celle de lampes électriques ou de becs à acétylène. Ce n'est en somme qu'une variante de la photothérapie localisée qui se recommande surtout par la simplicité de l'appareillage, mais en réalité ne permet pas une véritable sélection des rayons.

2. — BAIN DE LUMIÈRE ARTIFICIELLE. ÉLECTRO-PHOTOTHÉRAPIE.

Le seul inconvénient de l'héliothérapie réside dans la variabilité très grande de l'éclairement et dans la difficulté de le régler. C'est pourquoi Kellog eut l'idée de lui substituer la lumière électrique : il communiqua les résultats qu'il avait obtenus à l'*American medical Association* en 1895 et décrivit en même temps les appareils qu'il utilisait; ce sont eux qui ont servi de modèle à ceux qu'on emploie aujourd'hui.

Peu après la découverte des rayons X, Schiff et Freund essayèrent leur action sur les dermatoses; depuis, ils ont été suivis dans cette voie par d'autres auteurs et c'est ainsi que s'est constituée la radiothérapie.

Pour répondre aux besoins de la photothérapie avec la lumière artificielle, il faut plusieurs appareils : les uns pour l'emploi de la chaleur radiante lumineuse que fournit la lumière blanche des lampes à incandescence ou à arc, les autres pour celui des rayons actiniques dans lesquels la lampe à arc est de préférence employée.

1. Appareils pour bains de chaleur radiante lumineuse. — Il en existe plusieurs modèles. Le premier, qui a été imaginé par Kellog, a pour charpente un meuble de bois en forme de caisse polygonale à 6 ou 8 pans. Chacun d'eux est garni à l'intérieur de deux rangées de lampes à incandescence dont la lumière est réfléchie par des glaces planes; elle est ainsi concentrée sur le corps du patient placé dans l'appareil où il est assis sur un tabouret. La tête doit émerger en dehors de la caisse. C'est pourquoi la paroi supérieure est disposée en forme de couvercle à parties mobiles et percée d'une ouverture dont les bords viendront affleurer le cou sans le comprimer. Sous les pieds du malade se place un tabouret sous la plate-forme duquel il y a 3 ou 4 lampes. Un thermomètre fixé dans le couvercle permet de vérifier à chaque instant la température intérieure du bain et de la régler, en allumant ou en éteignant un certain nombre des lampes au moyen d'interrupteurs placés à l'extérieur sur les parois de la caisse. Dans une variété de ce modèle, le constructeur, M. Heller, a intercalé des lampes à arc devant lesquelles on peut pla-

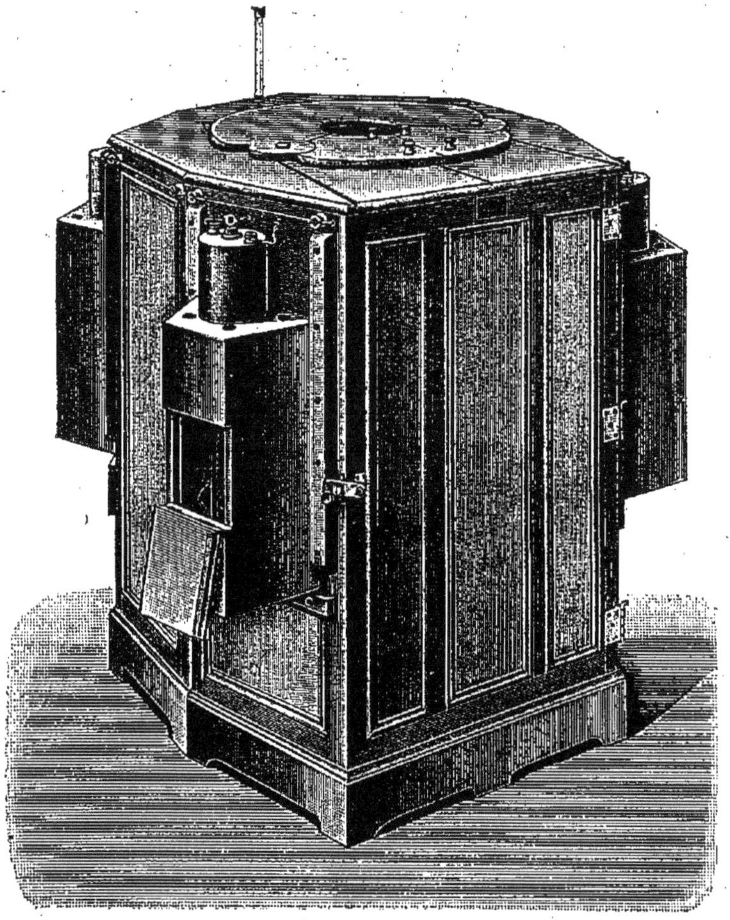

Fig. 2. — Appareil à bain de lumière général.

cer des verres colorés de façon à utiliser à volonté les radiations calorifiques ou les actiniques. Ce dispositif nous paraît très pratique pour les cas d'affections cutanées généralisées justiciables de la photothérapie et pour les maladies nerveuses (fig. 2).

Les appareils qui permettent de traiter isolément soit les membres, soit la tête sont construits d'après les mêmes principes que la caisse lumineuse. Le

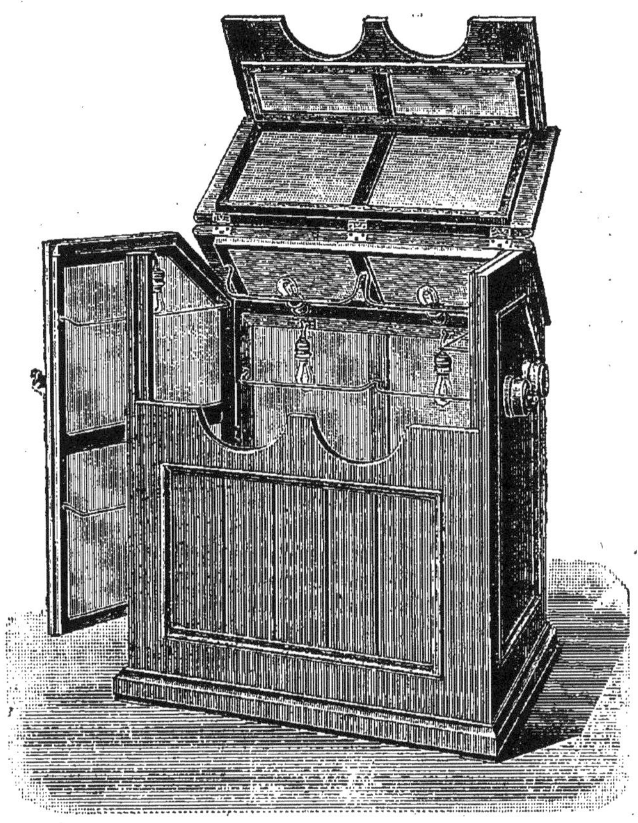

Fig. 3. — Appareil à bain de lumière pour les membres inférieurs.

bain de lumière pour le bras est de forme allongée, il est muni de 6 lampes à incandescence. Un orifice spécial permet de faire pénétrer le membre qui est soutenu par un treillis de jonc. Celui qui sert pour les membres inférieurs a une forme pyramidale; la partie supérieure constitue un couvercle mobile. Il est muni de 12 lampes (fig. 3). Celui de la tête est fait d'une monture ovale, plate, en tôle. Il porte deux lampes à incandescence ; un tube mobile permet au malade de respirer l'air extérieur. Heller a aussi imaginé un appareil pour les malades qui doivent rester étendus. Le meuble est rectangulaire. Au centre se trouve une sorte de matelas en treillage de jonc, parfaitement perméable aux rayons lumineux, sur lequel le malade peut se coucher ; la tête, qui reste en dehors de l'appareil, est soutenue par un plan incliné sur lequel on peut au besoin placer un coussin. Le matelas est complètement entouré par le meuble qui porte les lampes avec leurs réflecteurs. Un des panneaux est mobile et permet au malade un accès facile à l'intérieur. Les lampes, au nombre de 36, sont réparties en 6 groupes indépendants.

Gaiffe et Ducretet construisent aussi des caisses pour bains de lumière dont les dispositions sont analogues à celles que nous avons décrites ci-dessus.

2. Appareil de Dowsing. — L'ingénieur anglais Dowsing a imaginé une lampe à pouvoir calorifique considérable qu'il a adaptée à ses appareils de photothérapie. Le bain complet se compose d'un matelas en amiante, d'une couverture de même matière et de quatre grands réflecteurs métalliques, sur chacun desquels deux de ses lampes sont montées. Ces réflecteurs sont fixés à de grosses tringles métalliques mobiles s'articulant soit au bâti d'un lit spécial, soit sur des pieds de fonte qu'on peut approcher de la couchette habituelle du malade. Celui-ci est étendu sur le matelas d'amiante préalablement recouvert d'un drap, et les réflecteurs sont placés de chaque côté du lit. La couverture en amiante est posée au-dessus des réflecteurs, sur des tringles appropriées qui la maintiennent à 30 ou 40 centimètres au-dessus du corps du malade avec lequel elle n'est en contact qu'au niveau du cou. Ainsi préparé, l'ensemble de ce dispositif forme une sorte de cage dont les deux parois latérales portent les réflecteurs et les lampes, tandis que le matelas et la couverture aident simplement à la diffusion de la chaleur. Si on retire la couverture, le malade se trouve soumis à l'action de la lumière, mais sans que l'air qui l'entoure soit chauffé.

Dans le bain pour les membres inférieurs, les réflecteurs sont montés à glissière sur une plaque métallique horizontale, ce qui permet d'augmenter ou de diminuer la capacité de l'appareil dont l'ensemble est monté sur un bâti en bois de 35 centimètres de hauteur. L'appareil qui sert pour le bain du membre supérieur est de dimensions plus réduites et combiné de façon qu'on puisse le poser sur une table. En mettant la couverture en amiante, on agit, comme dans le bain général, par diffusion de la chaleur rayonnée et échauffement de l'air; sans la couverture, la lumière seule impressionne le sujet.

L'avantage de ce système, en dehors de la puissance calorifique de la lampe, semble résider surtout dans la grande facilité de montage et de démontage des appareils. Mais l'action n'est pas la même que dans la caisse lumineuse où le malade est de tous côtés frappé par le rayonnement des lampes, tandis que, dans le système Dowsing, l'éclairement se fait latéralement et pour ainsi dire parallèlement au corps, tandis que la partie de celui-ci qui repose sur le matelas d'amiante reçoit seulement par conductibilité de la chaleur obscure, ce qui change sensiblement les conditions du traitement et les effets produits; cela résulte des observations mêmes qui ont été publiées par les médecins qui s'en sont servis.

3. Appareils pour bains de lumière concentrée. — En dehors des cas ou l'emploi de la lumière sur la

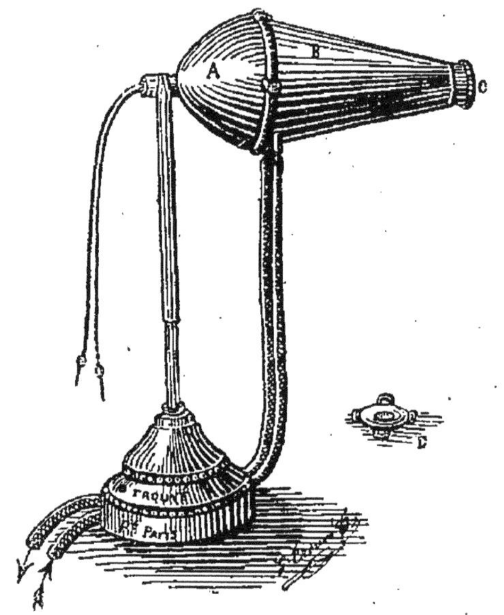

Fig. 4. — Appareil de Winternitz.

A, miroir parabolique. — B, cône de concentration. — C, caisse à lamelles de quartz. — D, condenseur.

totalité du corps, sur un membre ou sur la tête est indiqué, il en est d'autres où il est nécessaire de concentrer l'action des radiations sur un point déterminé de l'organisme: une articulation, un nerf, une région de la peau. C'est ce que nous appellerons avec Finsen les bains de lumière concentrée. Dans ces cas, le foyer lumineux est unique, et c'est soit une lampe à incandescence puissante (100 bougies par exemple) soit une lampe à arc. Le plus simple des appareils de cette catégorie est celui de Winternitz (fig. 4). Il est constitué par une lampe à incandescence enfermée dans un réflecteur en forme de double cône tronqué. Au sommet du plus long de ces cônes se trouvent la monture de la lampe et quatre petits orifices qui permettent à l'air de circuler ; le sommet du second est percé d'un orifice arrondi, sur le bord duquel une monture spéciale sert à fixer soit des verres colorés, soit des diaphragmes. Deux écrous montés à baïonnette maintiennent les cones réunis par leur base. Ils sont ajustés sur un pied articulé qui permet de les tourner en tous sens. La puissance de ce dispositif est faible et il faut que la lampe soit assez rapprochée des régions à traiter, 15 à 25 centimètres, pour obtenir un effet appréciable. En interposant un verre rouge, on arrête si on veut les rayons actiniques, qu'un verre bleu ou une solution de cuivre ammoniacal placée dans une petite cuve en cristal de roche laisseront facilement passer.

4. **Appareils pour bains de lumière froide.** — Il existe des appareils Dowsing pour les applications locales. La lampe est fixée au foyer d'un miroir parabolique, sur la circonférence duquel se monte un tronc de cône percé à sa petite base d'une ouverture cylindrique qui peut recevoir les écrans nécessaires.

L'ensemble est monté comme les réflecteurs du grand appareil sur un pied à glissière qui permet d'orienter les rayons dans la direction voulue.

5. **Projecteurs.** — Les appareils à lampes à arc sont plus puissants. Il en existe plusieurs modèles. Celui de Gautier, construit par Ducretet, a une forme générale globuleuse ; au centre se trouve la lampe

placée au foyer d'un miroir concave ; en face, un jeu de lentilles rassemble les rayons parallèles réfléchis par le miroir et permet de les diriger sur le point à soigner.

Heller a plusieurs types de projecteurs : dans le

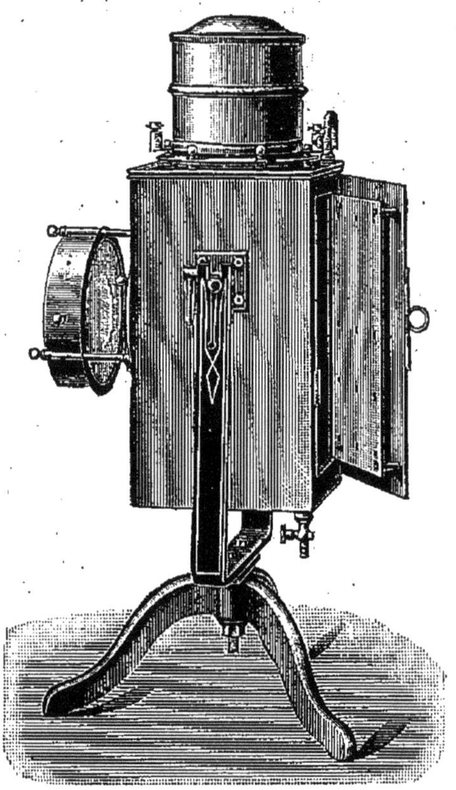

Fig. 5. — Projecteur.

premier, la lampe à arc différentielle pour courants alternatifs de six à trente ampères a ses charbons verticaux ; le réglage est automatique. Elle est entourée d'une garniture nickelée à doubles parois entre lesquelles circule un courant d'eau froide. Une couche d'amiante la protège encore contre la chaleur. En avant se trouve une lentille déplaçable qui permet de modifier l'étendue de la surface éclairée et l'intensité de la lumière (fig. 5).

Dans le second, les charbons de la lampe sont horizontaux, la lumière est projetée par un réflecteur parabolique dans un tube nickelé, au-dessous duquel est suspendu le mécanisme de réglage.

Chacun de ces appareils est monté sur un trépied mobile autour de l'axe de suspension, ce qui permet de placer le projecteur dans l'inclinaison nécessaire.

Les appareils de la société Sanitas sont analogues comme ensemble ; le réglage se fait au moyen d'un mécanisme qui permet d'approcher ou d'éloigner le miroir du foyer de la lampe. L'intensité du courant excitateur varie de six à treize ampères. L'interposition de verres colorés entre la lampe et le sujet permet de varier les effets qu'on veut obtenir.

6. **Appareil de Finsen.** — Ces divers projecteurs donnent soit un cône lumineux, soit un faisceau de rayons parallèles. Pour le traitement du lupus et des affections de la peau, le professeur Finsen a imaginé un appareil plus compliqué dont le but est de concentrer l'action lumineuse sur une petite surface, d'éliminer les rayons calorifiques et de favoriser au contraire l'action des rayons chimiques. Le dispositif est double; l'un sert pour la lumière solaire, l'autre pour celle de l'arc électrique.

Le premier comprend un condensateur formé d'une boîte métallique ronde, d'une capacité d'environ deux litres, et d'un diamètre de 25 centimètres, dont la paroi supérieure est une plaque de verre plane et l'inférieure une lentille plane-convexe. L'ensemble est monté sur un pied métallique à coulisse, terminé à sa partie supérieure par une fourche qui permet de tourner le condensateur dans tous les sens pour suivre, pendant la durée du bain, le mouvement du soleil dont la lumière, concentrée au foyer de la lentille, frappera la région malade. Pour débarrasser la lumière de ses rayons calorifiques, on rem-

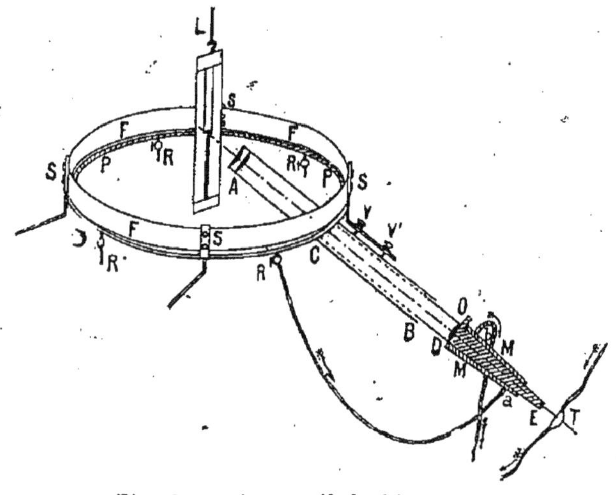

Fig. 6. — Appareil de Finsen.

A, lentilles de redressement des rayons. — RR', tubes à circulation d'eau. — B, grand tube du collecteur. — C, caisse à eau. — DD, petit tube du collecteur. — MM, caisse à eau. — L, Lampe à arc. — F, cercle de suspension. — P, tubes réfrigérants. — SVV', soutiens des condenseurs. — E, lentille inférieure du petit tube du collecteur. — O, lentille supérieure du petit tube du collecteur. — T, condenseur.

plit la cuve du condensateur avec une solution de sulfate de cuivre ammoniacal.

Dans le second, les lentilles du condensateur sont en cristal de roche parce que les rayons infra-rouges n'étant pas absorbés comme ceux de la lumière solaire par l'atmosphère, il importe de les arrêter. La lampe à courant continu supporte un courant de quarante à quarante-cinq volts à l'intensité de soixante à quatre-vingt ampères. Elle est placée au centre d'un cercle de fer sur lequel se trouvent fixés par quatre supports quatre *collecteurs* de lumière disposés de manière à ce que leurs extrémités supérieures convergent vers la partie la plus éclairante de l'arc. La lampe, les collecteurs et leurs supports ainsi que le cercle de fer sont mobiles dans le sens vertical. Un tube de plomb, placé dans l'intérieur et en bas du cercle de fer, reçoit une circulation d'eau (fig. 6).

Le *collecteur* est formé de deux tubes s'emboîtant à la façon d'un télescope; le premier, long de 60 centimètres, est fixe et porte à son extrémité supérieure un système de lentilles de 7 centimètres de diamètre et de 12 centimètres de foyer, qui sert à rendre parallèles les rayons divergents émanant de l'arc électrique. Le second tube, mobile, à frottement dur dans le premier, se fixe dans la position voulue au moyen d'un écrou. Sa longueur est d'environ 30 centimètres; son extrémité inférieure a la forme d'un cône dont la base et le sommet sont garnis chacun d'une lentille en cristal de roche, formant un système optique convergent et athermane dont le foyer se trouve à environ 10 centimètres au dehors du tube. On remplit par un orifice spécial l'espace qui sépare ces deux lentilles avec de l'eau distillée qui absorbe les rayons calorifiques transformés. Un manchon métallique où circule un courant d'eau froide, enveloppe tout le cône et le protège contre l'échauffement trop grand.

Afin de chasser de la région à traiter le sang qui s'opposerait au passage des radiations actiniques, Finsen la comprime à l'aide d'un *compresseur*. Celui-ci est constitué par un anneau métallique creux enchâssant deux disques de cristal de roche. Il se fixe sur la peau au moyen de liens élastiques reliés par quatre armatures au cercle de métal. Entre les deux disques de cristal, on fait encore passer un courant d'eau froide, pour être sûr d'éviter tout rayon calorifique. Il existe plusieurs modèles de ces

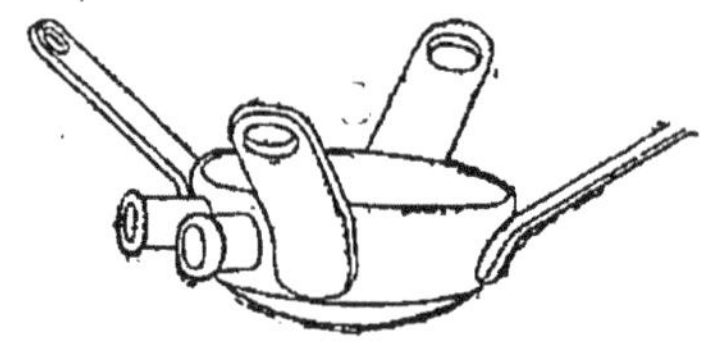

Fig. 7. — Compresseur de Finsen.

compresseurs, dont la forme et les dimensions varient suivant les régions à traiter (fig. 7).

Le grand appareil à quatre tubes que nous avons décrit est surtout destiné aux hôpitaux et aux instituts de dermatologie, parce qu'il permet de traiter quatre malades à la fois. Le médecin praticien peut se contenter de l'appareil à un seul tube. Malgré sa perfection, l'appareil de Finsen présente plusieurs inconvénients au point de vue pratique : il est compliqué, tient beaucoup de place et coûte cher.

7. Appareil Foveau et Trouvé. — C'est pourquoi Foveau et Trouvé, d'une part, Lortet et Genoud, Destot d'autre part ont cherché à combiner des instruments plus simples, plus économiques, plus faciles à appliquer, ce qui permettra d'étendre les bienfaits de la photothérapie à un plus grand nombre de cas. Celui de Foveau et Trouvé a, comme source lumineuse, une lampe à incandescence très intense ou une lampe à arc absorbant 15 ampères sous

110 volts. Un miroir parabolique sert de réflecteur. Il est recouvert d'une gaine métallique dans laquelle on peut maintenir un courant d'eau froide. Le cercle extérieur du miroir porte un cône à la base du-

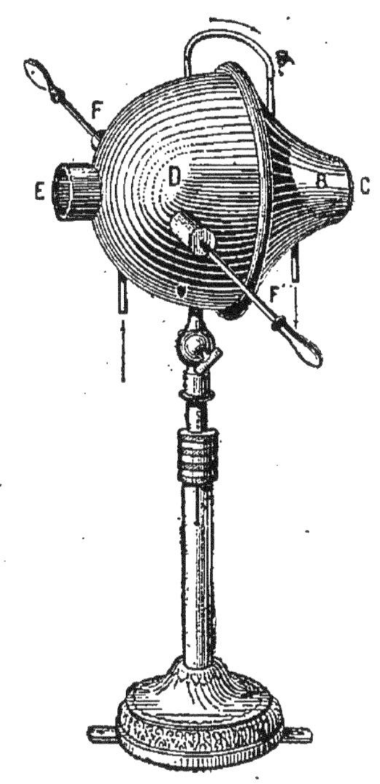

Fig. 8. — Appareil Foveau et Trouvé.

B, cône de concentration. — D, miroir parabolique. — C, condenseur. — E, oculaire pour voir l'étincelle. — FF, manches porte-charbons. — F'F', tubes à circulation d'eau.

quel sont fixées deux lamelles de quartz entre lesquelles on peut verser une solution colorée ou faire passer de l'eau froide. Des diaphragmes placés au sommet du cône restreignent à volonté le champ de l'éclairement et peuvent jouer en même temps le rôle du compresseur de Finsen. Dans ce cas, c'est l'appareil tout entier qui est mis en contact avec la peau ; la puissance de l'appareil étant environ moitié moindre, cette manière de faire n'a certainement aucun inconvénient. Nous trouvons cependant personnellement l'emploi du compresseur plus pratique. Les charbons de la lampe à arc sont montés soit sur des manches spéciaux qui permettent de les rapprocher à la main au fur et à mesure de l'usure, soit sur un régulateur. Le mécanisme destiné à produire le courant d'eau froide est ingénieux et commode pour éviter une grande consommation d'eau : le modèle le plus simple est composé de deux seaux formant siphon ; l'un se place un peu plus haut que le générateur de lumière, l'autre au-dessous ; quand le seau supérieur est presque vide, on n'a qu'à les intervertir pour que le courant d'eau ne soit pas interrompu ; dans l'autre, l'eau est refoulée de bas en haut à l'aide d'une petite pompe (fig. 8).

Le système de Destot est aussi éclairé par une lampe à arc avec miroir parabolique ; la lentille, formée en grande partie par une couche d'eau, a 9 centimètres de diamètre et 25 millimètres d'épaisseur au sommet de la courbe. Il s'applique comme celui de Foveau et Trouvé.

8. Appareil de Lortet et Genoud. — Dans l'appareil de Lortet et Genoud, l'arc électrique est produit par un courant continu entre deux charbons disposés de manière à fournir un angle suffisant pour que la plus grande partie des rayons émis passent par le centre d'une cuvette oblongue dont les parois, distantes de 6 à 7 millimètres, laissent entre elles un espace libre dans lequel on peut faire circuler un courant d'eau froide ; un système articulé permet à la fois de régler l'intensité de l'arc électrique et d'approcher plus ou moins celui-ci, quand il fonctionne, de l'orifice de la cuvette qui joue le rôle d'écran. Un petit miroir placé derrière lui empêche toute projection de lumière en arrière (fig. 9).

Le condenseur est remplacé par un obturateur

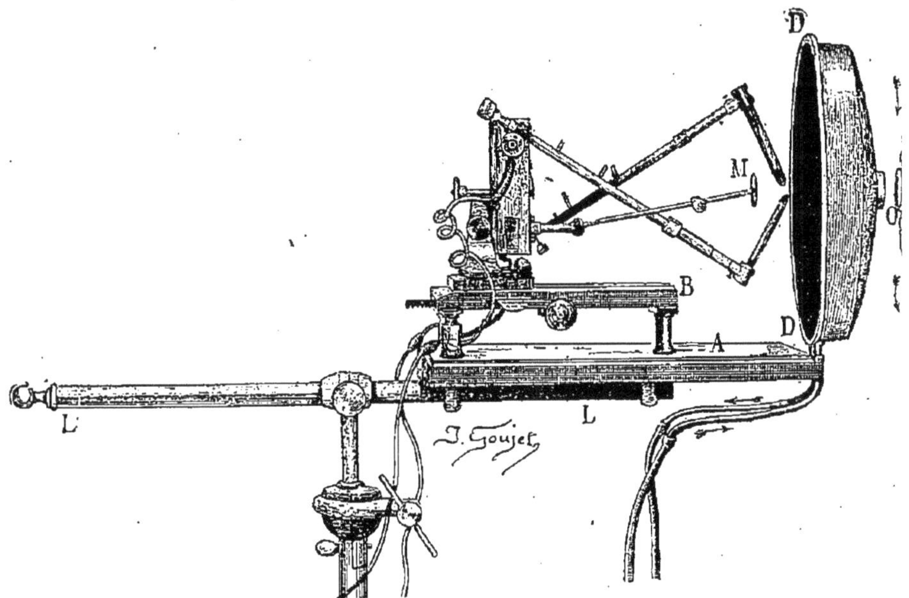

Fig. 9. — Appareil de Lortet et Genoud.

A, support de la cuvette à verre coloré et à eau. — B, support de la lampe à arc. — D, cuvette à verre coloré. — M, miroir pour réglage de la lampe à arc. — LL, tige à glissière. — C, compresseur.

creux dont les deux faces les plus larges sont fermées chacune par un disque en cristal de roche; dans l'intérieur circule aussi un courant d'eau froide. On peut approcher l'arc à 4 ou 5 millimètres de cet obturateur sans que celui-ci s'échauffe. En pratique il se trouve plus loin, parce qu'il est placé à un ou deux centimètres en arrière de l'orifice de la cuvette oblongue. Bien que l'ensemble laisse passer une bonne partie des rayons calorifiques, les auteurs estiment que la circulation d'eau froide suffit pour en annuler l'action, sans entraver celle des radiations chimiques. L'obturateur peut avoir une zone active de 1 à 6 centimètres dont l'intensité photochimique est suffisante pour que le temps d'exposition nécessaire ne dépasse pas quinze à vingt minutes ; il pourra probablement être encore raccourci. Cet appareil fonctionne avec un courant de 10 à 12 ampères, facile à se procurer avec un secteur d'éclairage ou une batterie d'accumulateurs, ce qui permet une économie de temps et d'argent assez importante.

Quel que soit celui de ces instruments qu'on choisisse, le but poursuivi est toujours le même : obtenir une zone de lumière plus ou moins large, dont les rayons ont été sélectionnés et concentrés à dose suffisante, pour produire l'action bactéricide et modificatrice dont la compression favorise l'extension en profondeur. Nous avons vu que les rayons X jouissent de propriétés analogues, c'est pourquoi on peut s'en servir dans les mêmes cas.

9. Appareils à rayons X. — Les appareils radiogènes qui servent pour la radioscopie et la radiographie se prêtent aussi aux applications thérapeutiques. Comme nous les avons déjà décrits dans une précédente publication (1), nous n'y reviendrons pas longuement ici et nous dirons seulement que, quand on emploie des bobines puissantes, il faut, pour

(1) Pour de plus amples renseignements sur les appareils à rayons X, voy. Radiographie et Radioscopie cliniques par le Dr Regnier (*Actualités médicales*).

éviter les brûlures graves de la peau, prendre la précaution de supprimer le champ magnétique qui entoure l'ampoule, en garnissant celle-ci d'un anneau d'aluminium, relié par un fil ou une chaîne légère à un poids de métal, posé sur le sol du cabinet. De plus, comme les rayons X ne se réfractent pas et qu'ils sont, en sortant du tube de Crookes, très divergents, il est nécessaire, pour avoir un faisceau de rayons parallèles, dont on puisse limiter l'action aux régions à traiter, de recourir à certains artifices. Le premier, c'est d'interposer entre la source lumineuse et le malade un écran de plomb percé d'une ouverture juste suffisante pour donner passage au faisceau actif, le second consiste à recouvrir les régions qui doivent être protégées d'un masque formé d'une lame de plomb ou d'étain garnie à l'intérieur de carton. Bien que ce système soit employé par d'éminents dermatologistes, nous préférons l'autre qui est d'une application et d'un entretien plus faciles.

Nous allons exposer maintenant comment on alimente les appareils en électricité et quels sont les moyens d'en régler le débit pour obtenir une lumière suffisamment intense.

Les caisses à bain de lumière avec ou sans lampes à arc se branchent soit sur un secteur d'éclairage, soit sur une batterie d'accumulateurs de 50 éléments. Ces accumulateurs doivent être à grande capacité (100 ampères-heure) pour fonctionner longtemps sans obliger à la recharge. Mais quand on n'a pas à sa disposition un secteur d'éclairage, il est plus économique, si l'espace dont on dispose le permet, d'alimenter le bain à l'aide d'une dynamo actionnée par un moteur quelconque à vapeur, gaz, pétrole ou alcool ou par une turbine, à la seule condition que leur puissance soit suffisante. C'est l'inconvénient de ce moyen thérapeutique. Comme les bains d'étuves, il ne peut guère être employé que dans des établissements spécialement outillés.

Certains appareils à éclairage partiel sont plus pratiques pour les médecins parce qu'il suffit pour

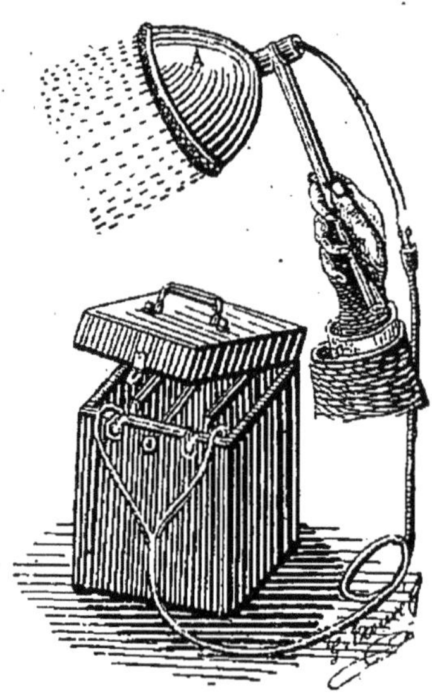

Fig. 10. — Batterie d'accumulateurs pour bain de lumière froide.

les actionner d'avoir une batterie de piles ou d'accumulateurs, la batterie portative de Trouvé par exemple (fig. 10).

L'intensité de la lumière dans les bains généraux à lampes à incandescence se règle de deux manières : la première consiste à allumer un nombre croissant de lampes, en suivant de l'œil l'ascension du thermomètre et quand il est arrivé à la température voulue, s'il tend ensuite à la dépasser, on en éteint quelques-unes. Dans la seconde, on se sert d'un rhéostat qui gradue l'énergie du courant dans les lampes. Le premier procédé est peut-être préférable ; en effet, en modifiant la tension électrique dans les lampes à incandescence, on agit aussi sur l'éclat de la lumière et sur sa richesse en rayons calorifiques et actiniques, tandis qu'en allumant ou éteignant les foyers lumineux, l'illumination du malade reste uniforme et si le réglage de la température est moins progressif qu'avec le rhéostat, la lumière employée garde la même composition.

Les lampes à arc fonctionnant sous une tension de 45 volts, il est nécessaire d'intercaler sur le secteur une résistance pour absorber le surplus des 110 volts et régler la marche de l'instrument, que le courant soit continu ou alternatif. Dans certains pays où ce courant est distribué à 220 volts, il est préférable de remplacer le rhéostat par un transformateur qui, tout en rendant le même service, économise une grande partie de la dépense du courant.

3. — EFFETS PHYSIOLOGIQUES.

Les effets produits par les différents appareils de photothérapie varient avec la nature des rayons lumineux qu'ils permettent de mettre en œuvre. Dans les bains de lumière généraux, ce sont les rayons calorifiques et lumineux qui dominent et on utilise avec eux les actions thérapeutiques de l'air chaud et de la chaleur radiante lumineuse, soit seules, soit associées. Aussi peut-on comparer, dans une certaine mesure, les effets généraux qu'ils déterminent dans l'organisme avec ceux de l'étuve sèche. Ces derniers se prennent, comme on le sait, soit dans une chambre chauffée par des tuyaux qui en parcourent les parois, soit dans des caisses analogues à celles des appareils de Berthe pour les bains de vapeur et hors de laquelle la tête du patient émerge. Or il est presque impossible, à cause de la vapeur d'eau formée par l'évaporation de la sueur qui s'accumule dans cet espace clos, d'élever la température de l'étuve au-dessus de 75° centigrades. Quand l'appareil est ventilé, il est possible de faire supporter à l'organisme une température de 140° ; Tallermann l'a démontré dès 1893 ; mais la facilité de renouveler l'air dans les bains photo-électriques constitue une de leurs supériorités. Il en est encore une autre : c'est que la sueur vaporisée ne se condense pas sur le corps. Aussi éprouve-t-on dans la caisse lumineuse la même sensation que quand le corps est exposé à un soleil très doux et n'a-t-on à craindre ni les vertiges, ni l'oppression, si bien qu'on peut traiter même les individus atteints d'affections pulmonaires ou cardiaques. On sait que la transpiration cutanée et l'évaporation pulmonaire sont les deux moyens par lesquels l'organisme maintient sa température propre dans un milieu plus chaud. Or ces fonctions ne s'accomplissent bien que si l'air qui est en contact avec la peau demeure sec. C'est justement ce qui se produit dans la caisse photo-électrique. Enfin il y a lieu également de tenir compte de l'excitation particulière que le rayon lumineux, joint au rayon calorifique, procure à la peau. Cette excitation se traduit par une rougeur plus ou moins vive dont l'aspect marbré montre qu'elle est due seulement à la dilatation des capillaires sanguins qui forment la trame des espaces alvéolaires du chorion. A cette vasodilatation correspond une transpiration qui augmente à mesure que la température s'élève et s'étend bientôt à toute la surface du corps. L'accélération du pouls, variable aussi, est toujours moins accentuée que dans les étuves. Elle est accompagnée d'une diminution de la pression artérielle, ce qui montre que le bain photo-électrique facilite le travail du cœur et lui permet sans fatigue des contractions plus complètes et plus énergiques. L'élévation de la température du corps est seulement de quelques dixièmes de degré, analogue à celle que détermine un exercice modéré. L'action la plus curieuse du bain de lumière est son pouvoir analgésiant. Dans les affections douloureuses comme la goutte ou le rhumatisme, le soulagement est immédiat, souvent considérable et ne fait que s'accentuer par la répétition des séances. Seuls les courants de haute fréquence semblent posséder ce pouvoir au même degré.

A ces effets immédiats correspondent des effets secondaires non moins importants : élimination plus considérable de l'acide carbonique par les poumons, fixation d'une plus grande quantité d'oxygène par les globules rouges, augmentation de la sécrétion de l'urine et de l'excrétion de ses matériaux solides notamment de l'urée et de l'azote total, ce qui prouve que ces bains accélèrent la nutrition.

On constate une demi-heure ou une heure après le bain que le pouls est devenu moins fréquent et plus ample; le travail du cœur a donc été facilité.

De ces actions physiologiques on pouvait déduire, et l'expérience clinique l'a confirmé, que ces bains constituent une médication tonique et sédative puissante, en même temps qu'une ressource de premier ordre pour combattre la douleur. Aussi trouvent-ils leurs indications, à côté des autres médications par les agents physiques, dans un grand nombre d'affections où l'affaiblissement du sang, les troubles de la nutrition, le mauvais fonctionnement du système nerveux jouent un rôle important : anémie, chlorose, dyspepsies, obésité, diabète, neurasthénie, chorée, tabès. On les a également employés avec succès contre certaines manifestations tardives de la syphilis, contre le saturnisme chronique, les albuminuries, certaines hydropysies, enfin dans les manifestations inflammatoires goutteuses ou rhumatismales qui portent sur les articulations et pour calmer la douleur dans les entorses et les fractures.

Avec le bain de lumière concentrée, le résultat cherché est différent parce que l'action n'est plus la même puisque c'est aux radiations actiniques qu'on s'adresse. L'action calorifique est supprimée ; c'est l'action locale chimique et microbicide qui entre en jeu. C'est pourquoi il est nécessaire de rassembler ces rayons sur une petite surface au foyer du collecteur ou dans son voisinage immédiat, après les avoir débarrassés des radiations calorifiques. C'est de la *lumière froide* qu'on emploie.

Comme pour les bains généraux lorsqu'on se sert de la lumière solaire, il faut compter avec l'état de l'atmosphère, l'heure de la journée, le mois, qui modifient l'éclat et l'angle d'incidence des rayons. Pour se plier aux variations de l'intensité de la radiation, il faut employer, pour les concentrer, des lentilles de différents diamètres ; si leur pouvoir actinique est faible, on en prend d'assez grandes ayant de 25 à

30 centimètres de diamètre ; s'il est fort, on en choisit de plus petites. Peut-être serait-il plus simple d'agir comme on le fait en photographie et de diaphragmer la lentille, ce qui permettrait de n'en avoir qu'une seule.

De toutes façons, l'héliothérapie demande une grande expérience et c'est dans ce mode particulier un procédé un peu inférieur, car, à moins de mesurer l'intensité de la lumière au photomètre, on n'est jamais sûr d'être dans les mêmes conditions, et comme l'éclairement peut varier d'un moment à l'autre, la surveillance est des plus difficiles. Aussi ce mode de traitement n'est-il véritablement pratique que dans les régions où le ciel reste pendant de longs jours très pur. Sous notre climat, l'utilisation de la lumière électrique est de beaucoup préférable, car le médecin peut employer une source lumineuse dont la puissance, qui lui est connue, est toujours, grâce aux appareils de mesure, facile à maintenir égale. Son action peut être concentrée par la même lentille sur une surface de mêmes dimensions. La durée de l'application seule variera suivant la maladie à traiter et les caractères qu'elle présente.

Après une application bien faite, la peau doit être rouge et légèrement gonflée ; quelquefois même elle est un peu sensible au toucher et le sujet accuse toujours une sensation de tension ou de cuisson légère. Mais ce n'est que douze ou vingt-quatre heures après que la véritable réaction apparaît : la peau devient rouge, tuméfiée ; il s'en échappe assez souvent un léger suintement séreux ; quelquefois des vésicules apparaissent en plus ou moins grand nombre et, chez les malades à peau sensible, la réaction peut s'étendre assez loin et simuler l'érysipèle. Il n'y a pas lieu de s'inquiéter de la violence de ces phénomènes; c'est seulement une indication dont il faut tenir compte pour espacer davantage les séances et en réduire la durée. Peu à peu cette inflammation due aux rayons actiniques se calme et, au bout d'un intervalle de temps qui varie de quatre à huit jours, elle cesse complètement, laissant quelquefois après elle une légère desquamation, mais pas de pigmentation sur les régions malades.

Les réactions produites par les rayons X ressemblent à celles que provoquent soit les effluves de haute fréquence, soit la lumière concentrée, à la condition qu'on prenne les précautions que nous avons indiquées. Il y a, d'après Unna, accumulation de pigment dans les couches superficielles du chorion et tuméfaction des fibres collogènes avec dégénérescence basophile partielle. Il ne faut pas oublier que leur pénétration paraît plus grande que celle des radiations lumineuses, car Schiff et Freund ont constaté, à la suite d'applications un peu prolongées, des dépressions atrophiques se traduisant sous forme de petits points blancs occupant la partie de la peau qui correspond aux follicules. Mais, d'après l'avis même de ces éminents spécialistes, ces lésions n'ont au point de vue fonctionnel aucun inconvénient et, au point de vue esthétique, elles sont si minuscules qu'il faut un œil exercé pour les reconnaître. Il importe aussi de ne pas perdre de vue la propriété décalvante des rayons de Röntgen. Leur emploi dans les régions du corps qui sont voisines du cuir chevelu ou de la barbe doit donc être attentivement surveillé et soigneusement limité aux parties malades, à l'aide des moyens que nous avons indiqués.

IV. — INDICATIONS THÉRAPEUTIQUES DE LA PHOTOTHÉRAPIE ET DE LA RADIOTHÉRAPIE.

Ainsi qu'on pouvait le prévoir par les développements dans lesquels nous sommes entré sur les propriétés physiques, chimiques et biologiques de la lumière et des rayons X, les indications thérapeutiques varient non seulement suivant qu'on utilise la chaleur radiante lumineuse ou les rayons actiniques, mais aussi suivant que l'application de ces deux variétés de radiations est locale ou générale.

1. — CHALEUR RADIANTE LUMINEUSE

La plupart des maladies contre lesquelles le médecin prescrit ordinairement les bains d'air chaud seront avantageusement modifiées par la chaleur radiante lumineuse dont nous avons sous ce rapport expliqué la supériorité. Les maladies par ralentissement de la nutrition doivent être mises au premier plan, à la condition qu'on envisage cette dénomination nosologique dans son sens le plus large, c'est-à-dire comprenant : les dyscrasies acides, rachitisme, ostéomalacie ; les dyscrasies lipogènes, obésité, lithiase biliaire, gravelle, diabètes et les manifestations arthritiques de la goutte et du rhumatisme. A côté viennent se ranger les affections par altération de la crase sanguine, anémie, chlorose, lymphatisme ;

certaines affections nerveuses où l'élément douleur entre pour une large part : tabes, névralgies, hystérie, psychoses. Enfin ils ont été aussi prescrits avec succès dans certaines maladies des bronches, des poumons, du cœur et des reins, ainsi que dans quelques affections chirurgicales. Nous étudierons donc les indications et contre-indications de la photothérapie dans ces diverses affections et la manière dont on l'applique.

1. **Maladies par ralentissement de la nutrition.** — Nous avons, au cours des chapitres précédents, signalé les bons effets de l'arénation. Ce procédé est utilisé avec succès, dans les régions et pendant les saisons où la température s'y prête, contre le rachitisme, la diathèse scrofuleuse et le lymphatisme qui se rattachent à la fois, ainsi que l'a montré M. le professeur Lannelongue, à la dyscrasie acide et à l'arthritisme. Dans ces cas, les malades profitent en même temps de l'influence salutaire du climat marin. Mais on peut aussi employer, dans le même but et avec les mêmes résultats, les bains photo-électriques, soit seuls, soit associés à d'autres médications physiques et pharmaceutiques. Bien qu'aucune observation de ce genre n'ait encore été publiée, il serait logique de les essayer dans l'ostéomalacie. Leur action tonique a été mise à profit dans la débilité générale, l'anémie, la chlorose, à cause de leur action hématopoïétique et oxydante. Dans tous ces cas, c'est plutôt l'action de la lumière que celle de la chaleur qu'on recherche et la température du bain ne doit pas dépasser 35° à 40°, la durée doit aussi en être courte ; il faut la cesser dès que commence la transpiration, et le malade doit prendre en sortant de la

caisse lumineuse une douche tempérée, en jet ou en pluie, ou un bain tiède et court. Dans ces diverses affections, les contre-indications des bains de lumière sont à peu près nulles ; l'état de fragilité particulière des os, chez certains rachitiques ou chez les ostéomalaciques, oblige seulement quelquefois soit à les traiter à domicile, soit à différer pendant quelque temps le traitement.

Les bains généraux photo-électriques sont employés avec succès dans le traitement de l'obésité ; mais il faut, pour qu'ils produisent tout leur effet, les associer dans une certaine mesure aux autres médications physiques ; mécanothérapie, hydrothérapie et ne négliger ni le régime alimentaire, ni la réglementation de la vie, des exercices, ni le choix de l'habitation. Ainsi que l'a montré Winternitz, pour brûler la graisse sans détruire en même temps les albuminoïdes, il faut diminuer la température du corps avant de mettre en jeu la fonction calorigène des muscles et, pour cela, les pratiques hydriatiques, combinées à la sudation, sont les meilleurs moyens. La sudation doit précéder la douche ou le bain froid. Elle augmente l'albumine du sang et agit sur la composition de celui-ci de la même manière que la méthode d'Œrtel. Winternitz a vu, après une seule séance de bain électrique suivi de douche, le poids du corps diminuer de 700 à 800 grammes, Eiffer de 900 à 1000 grammes ; Gautier, Imbert de la Touche sont arrivés aux mêmes résultats, sans affaiblir le malade, sans l'obliger à des privations diététiques débilitantes, mais au contraire en le fortifiant. Le bain photo-électrique, dans ces cas, n'a pas besoin d'être monté à une très haute température ; à 37°

seulement et au bout de cinq à dix minutes, la transpiration commence ; elle est profuse, bien qu'il n'y ait pas de grande excitation du cœur. Après la sudation, on peut appliquer l'eau froide de différentes manières : bains, douches, lotions, bains de piscine. Cela dépend de la quantité de chaleur qu'on veut soustraire au malade, de son degré de résistance, de son âge, du degré de son obésité. La réaction est ensuite obtenue soit par un exercice actif : marche un peu forcée, escrime, sports, soit, surtout s'il s'agit d'obèses ayant le cœur gras ou une affection de cet organe, par la gymnastique active ou passive, ou la mécanothérapie. Cette combinaison des différents moyens physiques permet de traiter sans danger toutes les catégories d'obésité, que les sujets soient anémiques ou hyperémiques, avec ou sans diathèses, quels que soient l'état de leur cœur et le degré de leur affection.

On pourrait, avec quelques chances de succès, appliquer ce traitement à l'adipose douloureuse, pour laquelle, jusqu'ici, aucune thérapeutique sérieuse n'a été préconisée. Bien qu'on ne connaisse qu'imparfaitement la nature de cette affection et sa pathogénie, on peut admettre avec le professeur Debove qu'elle est due, comme l'obésité, à un trouble des fonctions régulatrices que certains centres nerveux ou les nerfs périphériques exercent sur la nutrition.

Les résultats publiés jusqu'ici sont favorables à cette méthode, car elle compte, en ce qui concerne l'obésité générale, plus de deux tiers de succès. Eiffer dit qu'ils ne sont pas toujours durables ; mais cela tient, ainsi qu'il l'a très judicieusement remarqué, à ce que les malades, une fois leur traitement terminé, retombent dans leurs excès ou leurs mauvaises habitudes, et, dans ce cas, aucune méthode ne peut donner de bons résultats.

A Carlsbad et dans un certain nombre d'autres villes d'eaux, on emploie les bains photo-électriques comme adjuvants de la cure hydro-minérale, chez les dyspeptiques, les contispés chroniques, et cela semble utile, au moins dans certains cas.

Dans le diabète, la diminution de la quantité du sucre, le relèvement de la nutrition et des forces ont été notés. Leur action tonique peut être mise à profit, dans la débilité générale, l'anémie, la chlorose, surtout quand ces affections s'accompagnent d'états dyspeptiques qui empêchent de soumettre les malades à la médication ferrugineuse. L'illumination augmente sensiblement le nombre des globules rouges et le pouvoir réducteur de l'hémoglobine.

Certaines manifestations de l'artério-sclérose et en particulier la néphrite sont puissamment amendées; d'ailleurs, toutes les albuminuries, qu'elles soient d'origine cardiaque, hépatique ou rénale, sont justiciables du bain photo-électrique par la raison qu'il provoque une abondante diaphorèse, sans augmenter le travail du cœur.

Mais les succès les plus rapides et les plus brillants sont ceux qu'on obtient sur les manifestations, articulaires ou musculaires, de la goutte ou du rhumatisme; les auteurs sont unanimes à constater la puissance et la rapidité des actions analgésiantes et résolutives de ce moyen thérapeutique et cela n'a rien qui doive nous surprendre, les effets de la chaleur sur ces affections étant depuis longtemps appréciés à leur juste valeur. Dans ce cas, l'application du bain photo-électrique est un peu différente. Quand on donne le bain général, c'est toujours à une température beaucoup plus élevée que dans les cas précédents, et il n'est pas rare de la voir s'élever à 50 ou 60°. Dans les applications locales, on monte même beaucoup plus haut; Douglas Kierr a été jusqu'à 150°; du reste, les expériences faites avec l'étuve de Landouzy par le Dr Blottière ont montré l'innocuité de ces hautes températures; la chaleur radiante, comme la chaleur sèche, ne provoque pas la sensation de brûlure, mais, au contraire, celle de détente et de calme. Pour les attaques de goutte, dès la première application du bain, la douleur diminue dans des proportions souvent considérables et l'effet sédatif se maintient plusieurs heures. Si la souffrance reparaît, elle est moins violente et cédera plus facilement à la seconde séance. C'est au-dessus de 100° que se produit l'analgésie et elle commence, suivant la hauteur de la température que le malade supporte, de trois à cinq minutes après le début du bain. La durée de celui-ci, quand il est local, varie de trente à quarante-cinq minutes. Il est bon, quelquefois, d'associer le bain complet au bain local; le premier sera donné dans la matinée, le second dans l'après-midi ou la soirée. Les crises aiguës guérissent ainsi en quelques jours. Dans la goutte subaiguë ou chronique, les bains de lumière calment la douleur, mais ils servent aussi à prévenir ou à atténuer les déformations si pénibles pour les malades. On peut y associer les bains hydro-électriques lithinés, l'électrisation des muscles et les exercices de gymnastique ou de mécanothérapie. Les cas de cachexie goutteuse dans lesquels les fonctions cutanées et rénales sont très diminuées, sont favorablement influencés par le bain photo-électrique associé ou non aux autres agents physiques. L'albuminurie et les cardiopathies n'en contre-indiquent pas l'emploi, sauf en cas de crises aiguës d'urémie ou d'asystolie.

Les rhumatismes sont rapidement améliorés par les bains photo-électriques, soit généraux, soit locaux. Avant d'y soumettre le malade, il est prudent d'ausculter soigneusement le cœur ; bien que l'endocardite ne soit pas une contre-indication formelle de cette thérapeutique, elle demande des précautions particulières ; le pouls doit être attentivement surveillé pendant qu'on élève la température de la caisse lumineuse et il convient d'arrêter la séance s'il survient quelques palpitations ou des signes d'asthénie cardiaque. En dehors de ces restrictions, les malades supportent ordinairement bien des températures de 150° en bains quotidiens de 30 minutes. Guyenot en a publié une observation. L'attaque a duré 12 jours, les douleurs qui n'avaient cédé ni au salicylate, ni à l'antipyrine ont diminué dès que la chaleur radiante a été appliquée ; la convalescence n'a donné lieu à aucune complication. Dans une autre statistique, nous trouvons sur 116 cas, 81 malades guéris, 30 bien améliorés ou en voie de guérison, 5 insuccès. Minime, Kessler, Gabrilovitch et Filkenstein, Gautier, Imbert de la Touche ont obtenu des succès identiques.

Dans le rhumatisme musculaire, les effets sédatifs du bain de lumière localisée sont des plus rapides et, de l'avis de tous ceux qui l'ont essayé, dépassent de beaucoup ceux des diverses modalités de l'électricité ; le lumbago guérit pour ainsi dire à coup sûr en une ou deux séances ; le torticolis aussi. Le rhumatisme chronique articulaire est, dans beaucoup de cas, très avantageusement modifié ; la raideur des articulations s'atténue, les douleurs disparaissent, les muscles reprennent de la souplesse et de la vigueur et cela d'autant mieux que l'affection est traitée plus tôt. Dans le rhumatisme blennorragique, nous avons eu de très bons et rapides résultats avec les bains de lumière locaux, même avec le petit appareil de Winternitz. L'épanchement se résorbe rapidement, la douleur disparaît au bout de trois ou quatre applications et nous avons eu la satisfaction d'éviter l'ankylose, fréquente dans cette affection. Dans ces cas comme dans les précédents, il est certain que le bénéfice obtenu est d'autant plus rapide que la puissance de la source lumineuse est plus grande; les appareils à lampes multiples, ceux qui sont pourvus de lampes à arc voltaïque sont donc préférables. Si on emploie ces derniers, il faut avoir soin de tenir le foyer incandescent assez loin de la région à traiter : 1 mètre à 1 m. 50; la durée du bain peut être notablement raccourcie, Koslowsky les donne de quarante-cinq secondes à deux minutes, tandis qu'avec l'appareil de Winternitz à lampe unique de 100 bougies, en plaçant l'appareil à 25 centimètres au-dessus de l'articulation malade, nous avons fait les séances de trente-cinq à cinquante minutes. L'association du bain général avec le bain local nous paraît également utile. Nous donnons un grand bain deux fois par semaine et le bain local tous les jours. Il est aussi utile, pour hâter le retour du mouvement, donner de la force aux muscles et de la souplesse aux jointures, d'associer au traitement par la lumière le massage et la gymnastique mécanothérapique.

Dans le rhumatisme chronique déformant au début, les bains de lumière, administrés même pendant les poussées aiguës, améliorent à la fois l'état général du malade et celui de ses articulations et de ses muscles. Quand la maladie est arrivée à un degré plus avancé, qu'il n'existe plus de douleurs, mais des déformations importantes des articulations et des ankyloses plus ou moins complètes, il faut recourir à la mécanothérapie, au massage avec mouvements forcés ; le bain photo-électrique donné après les exercices de gymnastique et les tentatives de brisement des adhérences dissipe les douleurs, prévient ou modère le gonflement des articulations traitées. Par son action sur la nutrition, il concourt encore dans une large mesure à la résorption des exsudats fibreux et au rétablissement du mouvement. Les statistiques publiées sont des plus encourageantes. Koslowski, sur 18 cas, compte 14 guérisons, Below sur 122 malades a obtenu 67 guérisons et 36 améliorations, 19 n'ont éprouvé aucun changement ; Imbert de la Touche, Gautier, Guyenot citent des cas analogues.

Dans les arthrites tuberculeuses, le bain de lumière local associé au bain général a donné quelques succès. Nous avons pu, chez une enfant de dix ans atteinte d'une tumeur blanche du coude avec commencement de suppuration, obtenir la cessation des douleurs, la résorption du pus et un rétablissement partiel des mouvements qui deviennent de jour en jour meilleurs. Nous pensons cependant que, dans ces cas, on aura peut-être avantage à substituer les rayons chimiques ou les rayons X à la lumière blanche, mais ce n'est que par une pratique plus longue, portant sur un grand nombre de cas que nous pouvons être fixé sur le meilleur choix à faire.

2. Maladies des organes respiratoires. — Les spécialistes s'accordent pour reconnaître une certaine efficacité aux bains photo-électriques dans quelques-unes des affections qui frappent les organes du système respiratoire. Les résultats obtenus sont difficilement comparables entre eux, à cause de la différence des appareils et des techniques, ils sont cependant intéressants. En Amérique, Kniger et la doctoresse M. A. Cleaves ont surtout utilisé les bains photo-électriques contre ces maladies. Kniger, qui se sert de la caisse lumineuse de Kellog, a constaté son efficacité dans le catarrhe chronique des bronches, l'asthme et l'emphysème. Le bain produit la tendance au refroidissement, calme la toux, diminue l'expectoration. Les Drs Jennings et Brereton l'ont employé contre la tuberculose au début. Mme Cleaves utilise des lampes à arc de 50 volts et 10 ampères, actionnées par un courant alternatif. La lumière de ces lampes fixées assez haut dans la pièce est renvoyée par des réflecteurs. Chez les tuberculeux qu'elle a aussi soignés, elle a noté la diminution de la toux et de l'expectoration, une augmentation des globules rouges et de l'hémoglobine, le retour des forces et de l'appétit. Il est certain que le bain photo-électrique joue, dans ces cas, un rôle identique à celui de l'exposition des malades à l'air et à la lumière dans les galeries de cure des sanatoriums. Il y a lieu de tenir compte aussi du dégagement d'ozone des lampes à arc qui assainit l'air de la pièce et le rend vivifiant. Ces résultats n'ont donc rien de surprenant.

3. Maladies nerveuses. — Nous parlerons plus loin

de l'emploi de la lumière colorée. Les bains photo-électriques ont été employés dans d'autres affections nerveuses : hystérie, chorée, neurasthénie. Jennings et Spencer Wells en font beaucoup de cas dans cette dernière affection où ils constituent, dit ce dernier, un remède héroïque ; Gay Brereton les considère comme le meilleur des narcotiques et des toniques, on les a aussi essayés contre le tabes. Dans ces derniers cas, les résultats sont très différents suivant les auteurs. Foveau de Courmelles annonce des succès, mais sans parler du nombre de cas traités ; dans une statistique publiée par la société *Sanitas*, sur 40 cas de cette affection, 7 ont été améliorés, 33 n'ont retiré aucun bénéfice de la cure. Mais la statistique ne dit pas à quelle période de leur affection étaient ces malades, ce qui serait un renseignement très utile comme point de comparaison. C'est surtout sur les douleurs fulgurantes que le bain photo-électrique peut agir. En ce qui concerne les troubles moteurs et l'atrophie musculaire, la méthode de rééducation des mouvements, la gymnastique mécanothérapique et l'électrisation devront être employées concurremment avec les rayons lumineux.

Dans les névralgies, quelle que soit leur localisation, les résultats signalés sont remarquables. Makaview cite le cas d'une névropathe, atteinte de tuberculose articulaire qui fut prise tout à coup de névralgies ; elle fut traitée sans succès par l'électricité pendant un mois. Au bout de ce temps, non seulement il n'y avait pas d'amélioration, mais il survint un œdème bleu hystérique avec contracture, anesthésie, et paresthésie. La photothérapie eut rapidement raison de ces accidents. Une autre névropathe, atteinte de névralgie du plexus brachial fut rapidement guérie. Kissler a vu les névralgies du sciatique, du trijumeau, des intercostaux, céder rapidement, quelquefois dès la première séance. Eiger, sur 10 cas, compte 5 guérisons complètes, 4 améliorations sensibles, 1 seul résultat négatif. Dans la statistique de la société *Sanitas*, nous trouvons sur 24 cas : 6 guérisons, 7 améliorations, 1 insuccès. Nos observations concordent plutôt avec la moyenne d'Eiger. Koslowski a obtenu des succès complets en 3 ou 4 séances ; Griboudoff, sur 38 cas, obtient 29 guérisons, 4 améliorations ; 2 cas ont été réfractaires. Plusieurs de ces maladies remontaient à 12 ou 18 ans. La durée des traitements est variable suivant les auteurs ; les plus faciles à traiter semblent être les névralgies occipitales ; celles du trijumeau sont un peu plus rebelles; 2 guérisons sur 3 cas. Dans la sciatique, les résultats dépendent de la nature du mal et il faut, avant de commencer le traitement, faire, autant que possible, un diagnostic précis ; lorsque le nerf est atteint d'une névralgie sans lésions anatomiques, le soulagement est rapide dès le premier bain ; la guérison ne se fait pas attendre ; quand il existe de la névrite, il n'en est plus de même, la douleur est rarement calmée, quelquefois même elle est exagérée (Guyénot). Il est préférable alors de recourir à d'autres moyens : massages légers et superficiels, vibration avec l'appareil Zander ou les vibrateurs électriques, galvanisation du nerf, haute fréquence, etc.

Dans toutes ces affections nerveuses, les bains généraux ou locaux avec l'arc voltaïque semblent supérieurs à l'illumination avec la lampe à incandescence, ce qui tient probablement à la grande richesse de cette lumière en rayons très réfringents, et rapproche son action de celle de l'effluve électrique statique ou de haute fréquence.

4. Maladies des organes génito-urinaires. — Pour terminer ce qui a trait aux applications générales des bains photo-électriques, nous citerons encore les tentatives faites par Gautier et par Thomson d'Odessa en gynécologie, le premier les a utilisés dans d'assez nombreux cas et notamment pour le traitement des fibromes de l'utérus. Ses résultats, consignés dans la thèse de Dayail, sont encourageants : il a remarqué en effet qu'ils exerçaient une action favorable contre les hémorragies, calmaient les douleurs et remontaient l'état général et que, sans qu'on doive les substituer absolument aux autres méthodes électrothérapiques employées dans ce cas, ils sont d'une grande utilité.

Le second a vu diminuer rapidement les douleurs et les épanchements et l'état général se relever dans les phlegmasies utérines et péri-utérines chroniques, les salpingo-ovarites, les métrites et endométrites chroniques. Il y a là une tentative intéressante, mais nous ne croyons pas que ce moyen soit destiné à remplacer entièrement les autres applications de l'électricité à la gynécologie et il faudra encore quelques années pour en préciser les véritables indications.

5. Affections chirurgicales. — Minine, depuis sept ou huit ans, a commencé à combiner le massage à la photothérapie pour le traitement des contusions, des entorses et des arthrites traumatiques. Au début, il opérait avec une lampe de 15 bougies sur secteur de 100 volts, avec un réflecteur ; il a constaté que les inflammations chroniques sont plus vite influencées que les aiguës. De même, les épanchements sanguins se résorbent plus vite quand on les traite au bout de trois ou quatre jours, plutôt qu'immédiatement après leur formation. Actuellement, il a substitué à la lumière blanche la lumière bleue et a constaté que l'action analgésiante et l'activité de la résorption étaient aussi plus grandes. Le soulagement survient en un temps qui varie de trois à cinquante-cinq minutes. Dans les contusions et ecchymoses, la diminution graduelle de la douleur et de l'épanchement sont rapides. En examinant une plaie soumise à la lumière bleue, il a vu apparaître à sa surface des îlots punctiformes qui augmentent rapidement, puis se fusionnent. Les papilles deviennent roses, puis jaunâtres; le sang qui recouvre les papilles se dessèche et forme une petite croûte protectrice. Les observations de résorption d'épanchements sanguins sous-périostés de la cuisse, du tissu rénal, du bassinet lui permettent de penser que la lumière peut pénétrer profondément dans les tissus. Il a aussi eu des succès dans les ulcères variqueux.

Quelques auteurs ont vu les bains photo-électriques locaux hâter la consolidation des fractures. La moyenne de durée des bains dans ces diverses applications est de cinq à quinze minutes; on doit placer la lumière assez loin pour que la sensation calorifique soit presque nulle, 1 mètre à 1 m. 50 et arrêter la séance quand la transpiration apparaît.

Le Dr Aperi a signalé des cas personnels ou observés par d'autres médecins, d'heureux résultats de la phacothérapie dans les chancres, les engelures, l'érysipèle, les plaies atoniques et le cancer. Ce sont là des indications nouvelles dont il y a lieu de tenir compte, et qui peuvent donner naissance à de nouvelles tentatives.

2. — LUMIÈRE FROIDE. LUMIÈRE COLORÉE ET RAYONS ACTINIQUES.

1. **Maladies nerveuses.** — Nous avons indiqué, dans la première partie de cet ouvrage, l'influence des diverses couleurs de la lumière sur le système nerveux. Féré et Raffegeau ont utilisé ces notions expérimentales pour la thérapeutique des maladies mentales et le succès a confirmé les idées directrices de leur thérapeutique. Dans les maladies mentales où la dépression domine, comme dans la mélancolie, le séjour dans la lumière rouge est utile et on a vu de ces malades qui auparavant restaient sombres et taciturnes, qui refusaient de manger, reprendre de l'animation et de l'appétit après un séjour de trois heures seulement dans la lumière rouge. De même chez les obsédés. Quand, au contraire, on a à traiter des malades excités, le séjour dans la lumière bleue ou violette donne les meilleurs résultats. Dans l'hystérie, l'épilepsie, la neurasthénie, la chorée, on a pu aussi combiner utilement l'action des rayons colorés à d'autres ressources thérapeutiques, soit par les agents physiques, soit par les médicaments et cette nouvelle ressource, ajoutée à notre arsenal cependant déjà assez riche en ce qui concerne le traitement des maladies nerveuses, n'est certainement pas à dédaigner et permettra, quand ils seront encore mieux connus d'obtenir des résultats supérieurs à ceux de jadis.

2. Fièvres éruptives. — C'est en 1893 que Finsen, se basant sur les études des propriétés actiniques de certaines radiations lumineuses, proposa, pour la première fois, d'utiliser systématiquement et scientifiquement l'influence de la lumière rouge sur l'évolution de la variole, en mettant les malades atteints de cette affection dans des chambres tendues de rouge et dont les vitres étaient de même couleur. La clinique confirma ses idées théoriques; chez les malades ainsi traités, les pustules varioliques ne suppurèrent pas et ils guérirent sans cicatrices ou portant seulement quelques marques rares et légères. Les premiers essais avaient été faits en Norvège sous son inspiration par les Drs Lindholn et Swendsen. En France, Juhel-Renoy essaya le traitement, en 1893, sur 12 malades de l'hôpital d'Aubervilliers; les résultats ne furent pas absolument favorables parce que l'installation défectueuse des chambres n'avait pas permis de supprimer complètement l'influence des rayons chimiques. En Suède, en Danemark, où les indications de Finsen furent mieux suivies, les succès furent complets. Pour les obtenir, il est nécessaire de placer le malade dans des conditions déterminées. Il faut, pour que les rayons actiniques soient bien arrêtés que les vitres soient en verre *rouge foncé* ou qu'on les recouvre de plusieurs épaisseurs d'étoffe ou de papier de cette couleur. La lumière artificielle d'une bougie protégée par un globe rouge foncé est la seule à employer pour examiner le malade et l'éclairer pendant qu'on lui donne des aliments ou des soins. Le maintien dans la lumière rouge doit être continué, *sans la moindre interruption*, jusqu'au desséchement complet des pustules; car il suffit, ainsi que l'a démontré Swendsen, d'une seule exposition, même courte, à la lumière du jour pour provoquer la suppuration et les cicatrices qui en résultent. Il est bon de commencer le traitement le plus tôt possible après l'apparition de l'exanthème. Il ne faudrait pas d'ailleurs considérer cette mise à l'abri des radiations chimiques comme suffisante pour le traitement de la maladie. Bien que cette précaution atténue ou supprime l'hyperthermie et les dangers de l'exanthème, c'est, suivant l'expression d'Œttinger, surtout un traitement topique de l'éruption qui en raccourcit la durée et en diminue les dangers, mais qui ne saurait faire négliger les autres prescriptions hygiéniques, diététiques et médicamenteuses, usitées en pareil cas.

Actuellement cette méthode a été essayée par 13 médecins qui s'accordent à en reconnaître les bons effets. Sur 150 cas de variole dont la plupart furent choisis à dessein parmi les plus graves, un seul s'est montré réfractaire. Nous ne saurions donc trop engager nos confrères à s'en servir. Reste à savoir, comme le dit Finsen lui-même, si cette exposition prolongée à la lumière rouge peut avoir un inconvénient pour la santé générale du malade. Aucun des expérimentateurs n'en a signalé.

Il y aurait lieu aussi de rechercher si on ne pourrait obtenir les mêmes effets avec le *vert-cathédrale* qu'on emploie pour protéger les plaques photographiques contre les rayons actiniques et qui donnerait aux chambres des malades une clarté plus agréable.

L'exposition au rouge a été essayée par le Dr Chatinière contre la rougeole; les résultats qu'il a obtenus paraissent encourageants; l'éruption, l'hyperthermie, la bronchite rétrocèdent rapidement et les complications sont ainsi rendues plus rares.

Comme pour la variole, l'effet est d'autant plus prononcé qu'on applique le moyen plus près du début de la maladie.

L'avenir nous apprendra si cette pratique serait avantageuse contre les autres affections éruptives. Ce qu'il y a de certain, c'est qu'une fois de plus la science positive légitime, en les expliquant et en les perfectionnant, l'emploi de procédés empiriques que le hasard ou l'observation avaient depuis longtemps mis au service des malades.

En effet, au Tonkin, au Caucase, en Roumanie, au Japon, les indigènes ont l'habitude d'envelopper les varioleux ou les sujets atteints d'exanthèmes fébriles dans des chemises rouges ou de les placer dans des alcôves fermées par des étoffes de cette couleur.

Julius Petersen nous a appris qu'au moyen âge on en faisait de même en Europe, et Œttinger, que Fouquet de Montpellier avait vu dans son enfance, au XVIIIe siècle, revêtir les petits varioleux de draps écarlates et les tenir dans des lits fermés de rideaux de la même étoffe. Si l'explication théorique manquait de justesse, le but était quand même atteint; mais il est bon que Finsen ait, par sa découverte, confirmé l'utilité d'une pratique que certains médecins étaient tentés d'interdire comme contraire aux règles les plus élémentaires de l'hygiène moderne.

3. — LES RAYONS ACTINIQUES CONCENTRÉS EN DERMATOTHÉRAPIE.

Jusqu'à présent nous avons vu comment on peut utiliser la chaleur radiante lumineuse et, à l'aide de verres colorés éviter l'action des rayons actiniques. Nous allons maintenant exposer le parti que, sous l'influence des recherches de Finsen surtout, on a tiré de ces radiations pour le traitement de certaines affections, en particulier de celles de la peau auxquelles ils paraissent, quant à présent, plus particulièrement réservés, surtout quand les dermatoses ont une origine microbienne.

Lupus. — Parmi ces dernières, le lupus est à la fois le mal le plus désagréable et le plus rebelle aux efforts de la thérapeutique. Bien des méthodes ont été préconisées pour le combattre, aucune n'a donné jusqu'ici de satisfaction entière, et, quand la guérison est obtenue, ce n'est presque toujours qu'avec des cicatrices plus ou moins visibles, souvent disgracieuses et qui sont, pour ceux qui les portent, une cause perpétuelle de chagrin. Les premières tentatives photothérapiques furent faites par Thayer qui soumit ses malades à l'action de la lumière solaire concentrée au moyen d'une lentille biconvexe. Oterbein a mentionné un cas traité par un empirique au moyen d'un *verre ardent*, pratique qui fut aussi utilisée par un certain Maximilien Mehl. Lehmann se sert de la lumière électrique d'une lampe à arc de 12 ampères, placée au foyer d'un miroir parabolique ; il combine l'illumination avec la douche filiforme alternativement chaude et froide ; les séances quotidiennes de radiation, d'abord de dix minutes, furent progressivement portées à trente. C'est à Finsen qu'appartient sans conteste le mérite d'avoir créé une méthode raisonnée, active, et qui, si elle ne convient pas à tous les cas et est, à cause de l'instrumentation et de l'expérience nécessaires, inaccessible encore à beaucoup de médecins et de malades, constitue, de l'avis de tous ceux qui l'ont essayée, une découverte des plus précieuses. L'avenir nous apprendra si les nouveaux appareils que nous avons décrits rendent les mêmes services que celui de Finsen. Quoi qu'il en soit, nous devons exposer sa méthode avec tous les détails que comporte son application. Son but, nettement affirmé, est d'utiliser surtout les effets bactéricides de la lumière et c'est parce que ceux-ci ne se produisent que lentement qu'il est nécessaire de la concentrer à l'aide de miroirs et de lentilles et d'exclure les radiations calorifiques qui, dans ces conditions, détermineraient une véritable combustion de tissus. Il procède de la façon suivante : chaque malade est traité une ou deux fois par jour ; à chaque séance, une région de la peau malade est choisie pour recevoir pendant une heure bien complète l'action de la lumière ; la plaque lupique est placée près du foyer de l'appareil concentrateur, de façon que les rayons viennent frapper perpendiculairement une surface d'environ 2 centimètres de diamètre. Le traitement est absolument indolore, sauf dans les cas où il existe des ulcérations que la compression rend un peu sensibles. L'effet du traitement se caractérise par une rubéfaction locale, généralement suivie de la formation d'une vésicule, mais n'occasionnant jamais aucune perte de substance. Cette réaction se termine en six à huit jours par de la desquamation de l'épiderme. Afin d'éviter l'infection des vésicules, on applique dessus soit un pansement à l'eau boriquée, soit un onguent à l'oxyde de zinc. Pour les individus à peau très sensible, chez lesquels la réaction est plus violente, il convient d'espacer davantage les séances et d'en diminuer la durée. Lorsque la tache lupique est assez étendue, on commence le traitement sur toute la périphérie. Il est généralement nécessaire de revenir plusieurs fois sur chaque point, mais cela ne se fait ordinairement qu'au bout de huit ou quinze jours, quand la réaction a cessé; dans quelques cas cependant, on a pu attaquer la même place pendant plusieurs jours ou plusieurs séances consécutives.

L'effet est caractérisé par la rétrocession graduelle de l'affection; les ulcérations se comblent et se rétrécissent, les nodosités s'aplatissent, les nœuds confluents sont bientôt séparés par des intervalles de peau saine qui, de plus en plus, empiète sur les parties malades, jusqu'à ce que toute trace de lupus ait disparu. C'est à ce moment que le traitement est interrompu. Mais le malade n'est pas considéré comme entièrement guéri; il reste en surveillance, car, presque toujours, subsistent sous la peau de petites nodosités qui ont échappé au premier traitement et apparaissent, au bout d'un temps variable, à la surface, dispersées çà et là. Un second traitement, plus court d'ailleurs, est nécessaire, et, si le malade le néglige, ces petits foyers peuvent prendre une extension considérable. La durée du traitement varie avec la nature et la gravité des cas, mais Finsen l'évalue en moyenne à quatre mois et demi avec possibilité de deux traitements secondaires d'environ trois semaines pendant la période d'observation qui dure, elle, de un à deux ans au moins. Les avantages de cette méthode, quand elle réussit, sont : les beaux résultats plastiques, les cicatrices étant pour ainsi dire absolument invisibles ; l'absence d'effets rétroactifs ou secondaires ; l'application indolore.

D'après la statistique de Finsen portant sur 262 malades, les cas tout à fait réfractaires sont seulement dans la proportion de 2 à 3 p. 100. Il y a eu 311 guérisons, 121 cas étaient encore en traitement, 26 l'avaient abandonné pour diverses raisons, 29 sont morts soit de tuberculose pulmonaire, soit d'affections intercurrentes. Quant aux récidives, il n'en a pas encore observé et il l'explique de la façon suivante : les éruptions lupiques cessent de s'étendre dès que le traitement photothérapique est institué, si on a soin de commencer par les bords du placard et de diriger la lumière simultanément sur la peau en apparence saine, qui le borde.. Les effets de la lumière continuent à se produire après que le traitement est cessé parce que les bacilles de la tuberculose sont tués bien avant que se soit effectuée la transformation du tissu malade rouge brun en tissu sain de couleur blanche. Des résultats identiques ont été obtenus par Forchammer (de Copenhague), Petersen (de Saint-Pétersbourg). Au Congrès international de dermatologie de 1900, quelques dermatologistes français ont soutenu avec raison qu'on pouvait avoir de bons résultats avec les anciennes méthodes ; mais au commencement de cette année, Leredde, dont la compétence sur cette branche de la médecine est indiscutable, écrivait : la thérapeutique actuelle des lupus, même par les moyens les plus perfectionnés, était restée singulièrement décevante ; à l'hôpital Saint-Louis, le nombre des malades non guéris ou déclarés inguérissables est extrêmement élevé et plus loin, en parlant de la méthode de Finsen, il déclare : « Qu'aucune ne peut lui être comparée pour les cas graves ; dans les cas simples, elle est au moins l'égale des autres ; elle est plus radicale que toutes. »

Sur le lupus érythémateux, les résultats sont moins constants ; l'épithélioma de la face a donné 9 guérisons sur 18 cas, mais pour que le résultat soit bon, il faut que le mal soit superficiel et bien limité, il en est de même dans l'acné, l'*alopecia areata*; les essais dirigés contre la pelade sont encourageants, mais en somme, jusqu'à présent, de toutes les dermatoses contre lesquelles on a essayé la photothérapie, le lupus et la pelade seuls paraissent devoir en retirer un bénéfice réellement supérieur à celui des méthodes connues.

V. — RADIOTHÉRAPIE.

La radiothérapie, plus encore que la photothérapie, est une nouvelle née et, bien que de nombreux essais aient été déjà tentés, il faudra encore bien des années avant que se précisent ses véritables indications et que son champ d'application soit exactement limité. Par leur constitution physique, les rayons X appartiennent à la classe des rayons ultra-violets. Ils se rapprochent des radiations lumineuses de même ordre par quelques-unes de leurs propriétés biologiques ; ils en diffèrent cependant par leur action alopécique, aussi énergique que celle de l'acétate de thallium. Jusqu'ici on les a surtout employés avec succès en dermatothérapie. Ainsi que l'ont écrit Schiff et Freund dans leur rapport au Congrès international de radiologie de 1900, les indications principales de la radiothérapie sont les affections de la peau et, parmi elles, notamment, les dermatoses provoquées par des parasites, au premier rang desquelles se place le *lupus vulgaris*. En seconde ligne se place celles dans lesquelles l'élimination des poils constitue un élément essentiel pour la guérison

Le dosage indiqué par Schiff et Freund doit être absolument suivi, si on veut éviter les brûlures profondes et si difficiles à cicatriser qui sont l'écueil principal de cette médication. Il faut commencer par tâter la susceptibilité de la peau du malade et, pour cela, faire une séance d'essai de cinq minutes en plaçant le tube à dix centimètres de la région à traiter, en protégeant les parties saines, ainsi que nous l'avons indiqué à l'aide d'un écran ou d'un masque de plomb. Le courant envoyé dans la bobine doit avoir un ampère à un ampère et demi d'intensité pour une force électro-motrice de seize volts. L'interrupteur doit être réglé à seize interruptions par seconde. Si, au bout de quinze à vingt jours, le malade n'a présenté aucune réaction anormale, on peut commencer le véritable traitement, qui se fait par séances journalières de cinq à quinze minutes ; au bout d'un temps, qui varie de dix à vingt jours, la réaction caractéristique apparaît; il faut alors suspendre le traitement, et attendre les résultats pour recommencer ensuite, si cela est nécessaire. Cette manière de procéder s'applique particulièrement au traitement du lupus. A. Schönberg a publié en 1898, avec photographies à l'appui, deux cas de lupus, traités par les rayons X ; le premier malade était un garçon de vingt ans, bien portant jusqu'à l'apparition de son lupus. Celui-ci occupe la lèvre supérieure, la joue gauche et le nez ; c'est sur cet organe, que se voient les ulcérations les plus étendues. Le traitement fut commencé le 19 mars ; un masque d'étain recouvrait les parties saines du visage, et une calotte de même métal protégeait la chevelure. Le tube fut placé à 25 centimètres du visage, la bobine excitatrice prenant vingt volts sous cinq ampères. La durée quotidienne d'exposition varia de vingt minutes à une demi-heure. Dix-sept jours après, la réaction commença et le vingtième jour la dermatite avait atteint son plein développement, sur toute la surface malade. A partir de ce moment, les ulcérations commencèrent à se modifier, et la guérison se produisit régulièrement. La seconde malade, âgée de quarante-huit ans, rhumatisante, avait un lupus de la joue qui fut traité de la même manière pendant cinq jours seulement. La guérison se fit peu à peu et, au bout de six mois, la peau avait repris un caractère absolument normal. Thurngton Holland a obtenu deux succès en dix-neuf et dix-sept séances de quinze minutes chacune : le premier, dans une tuberculose de la peau du dos du pied, qui avait résisté aux scarifications et aux caustiques chez une enfant de onze ans; le second, dans un lupus de la face et du cou datant de cinq ans, que les traitements classiques n'avaient pas modifié. Des guérisons ont été citées par Kaposi, de Nobele, Lapinski, Unna, et d'autres, même dans des cas de lupus érythémateux.

Quelles sont les véritables indications de la radiothérapie dans cette affection? Nous partageons sous ce rapport l'avis de Schiff et Freund. Il est inutile de soumettre à cette médication de petits nodules circonscrits, facilement accessibles, qui peuvent très vite guérir soit par l'extirpation suivie de suture ou de transplantation, soit par la scarification. Il faut la réserver aux lupus étendus affectant à la fois la peau et les muqueuses, surtout celles de l'œil et de l'oreille, et aux malades qui craignent la douleur ou les dangers de l'anesthésie.

Comparée à la méthode de Finsen, la radiothérapie semble préférable par la rapidité de ses effets, la possibilité d'attaquer de larges surfaces, la brièveté des séances, l'inutilité d'un personnel exercé. Mais le nombre des cas traités, par rapport à ceux qui ont été soumis à la lumière concentrée est encore trop peu considérable pour qu'il nous soit permis de porter un jugement définitif.

Les inconvénients d'une exposition un peu prolongée se réduisent, comme ceux de la lumière concentrée, à peu de chose, l'apparition de petites dépressions atrophiques, sous forme de points blancs dans la partie de la peau qui correspond aux follicules.

Au point de vue esthétique, les résultats paraissent sensiblement identiques. Le choix est donc surtout pour le moment une question de préférence personnelle. Nous pensons cependant que, dans les lupus ulcérés et dans le lupus érythémateux, l'utilisation des rayons X est préférable.

En ce qui concerne le sycosis, le favus et les autres affections parasitaires du derme poilu, Schiff et Freund sont d'avis qu'il n'existe pas de traitement qui guérisse aussi rapidement, aussi radicalement, sans qu'il soit besoin de pansements d'aucune sorte et avec le minimum de dérangement pour les malades. Pour l'hypertrichose, il n'y a que l'électrolyse qui donne, comme les rayons X, des résultats définitifs. Mais l'action de ces derniers est plus rapide, elle est indolore et ne demande la présence du malade que pendant quelques jours, à des intervalles déterminés, tandis que le traitement par l'électrolyse doit être ininterrompu et, si les poils sont nombreux, il peut demander des mois ou même des années, sans compter les risques de défiguration par des cicatrices ou des kéloïdes que les plus habiles opérateurs ne parviennent pas toujours à éviter. Avant de tomber, les poils soumis à l'action des rayons X blanchissent, la peau brunit plus ou moins, ce que

Schiff attribue à des modifications de la nutrition des cellules pigmentaires. Pour que l'épilation soit définitive, il est nécessaire de suivre les malades et de renouveler les séances jusqu'à la disparition complète des poils. Dans les nœvi pigmentaires, celle-ci est plus difficile à obtenir et, dans deux observations du même auteur, ce n'est qu'après dix et onze séances de deux heures qu'il les a vus disparaître et que s'est produite la dermatite qui a guéri la tumeur. Les effets thérapeutiques, dans ces cas, doivent être mis sur le compte de l'action chimique des radiations.

L'eczéma, d'après Fustand Holland, serait aussi justiciable de cette médication. Il a publié un cas survenu chez une jeune fille de dix-neuf ans, qui avait été rebelle à tous les traitements et envahissait petit à petit les parties saines environnantes. La peau des régions malades était épaissie et présentait de nombreuses fissures. Les séances de radiothérapie étaient espacées de quatre jours. Au bout de la septième, l'eczéma avait disparu. Ce résultat est certainement des plus remarquables. D'autres également favorables sont rapportés par Hahn et par Schönberg. Nous pensons cependant que, dans la thérapeutique de cette affection, les courants de haute fréquence sont encore supérieurs, tant comme efficacité que comme rapidité d'action.

Thor Stenbech (de Stockholm) a rapporté (1) deux cas de cancroïdes traités avec succès par les rayons X. Le premier, survenu chez une femme de cinquante-trois ans, fut démontré, par l'examen histologique, être un véritable cancer à racines pro-

(1) Congrès international d'électrologie et de radiologie médicales de 1900.

fondes. Elle fut traitée en trois séries successives du 4 juillet au 19 août, du 19 septembre au 10 novembre et du 5 février au 30 avril. La réaction commença au bout de huit jours. Elle fut très vive en mars, parce qu'on fit deux séances par jour. La peau, au moment du congrès, avait un aspect normal. Elle était seulement un peu mince.

Le second, survenu chez une femme de soixante-douze ans, durant depuis dix ans, était un épithélioma superficiel typique. Le traitement a duré trois mois, et la peau est devenue à peu près normale. Ni l'une ni l'autre n'avaient encore présenté de traces de récidives. Sjögren (de Stockholm) a aussi un cas d'épithélioma à peu près guéri et Schiff, tout en disant ne pouvoir encore donner de conclusions définitives, a déclaré que les essais qu'il avait tentés lui permettaient d'espérer des résultats identiques. Ils sont à rapprocher de ceux qu'a obtenus Despeignes dans le cancer.

Albert Sorel a vu un cas d'éléphantiasis avec troubles nerveux guérir par la radiothérapie.

La voie est donc largement ouverte en dermatothérapie et nous ne doutons pas que l'avenir ne confirme les indications déjà posées, appuyées sur des observations cliniques suffisamment nombreuses et que d'autres surgissent encore.

Dans les maladies des voies respiratoires et notamment dans la tuberculose pulmonaire, il y a encore beaucoup de réserves à garder. L'observation de Rendu et Du Castel d'un malade atteint d'une affection ressemblant à une pneumonie avec état grave persistant, qui fut guéri par quatre séances de radiothérapie quotidiennes de cinquante-cinq minutes, est restée unique. En ce qui concerne la tuberculose, Chanteloub, Deschamps et Roulier ont publié une observation intéressante. Le malade présentait de l'infiltration des deux poumons, avec ramollissement et hecticité rapide. Le traitement médicamenteux restait sans effet. Pendant treize jours, ils soumirent le malade à la radiothérapie. Les rayons étaient fournis par une bobine de 22 centimètres d'étincelle, actionnant un tube Muret placé à 10 ou 15 centimètres de la poitrine, au niveau de la fosse sus-claviculaire droite pendant une heure. Il y eut amélioration de l'état local. Le tube fut ensuite placé en arrière de la poitrine. Après des alternatives diverses, il y eut une amélioration marquée de l'état local et de l'état général : assèchement des poumons, disparition de la toux et de l'expectoration, disparition presque complète des bacilles de Koch. Une dermatite survint six semaines après le commencement du traitement. D'autre part, Bergonié et Mongour, dans cinq observations, ont eu trois résultats nuls chez deux tuberculeux alcooliques ; chez un autre, il y eut amélioration immédiate de l'état local ; le cinquième fut relevé et vit son état local s'amender pendant six semaines; puis il y eut une nouvelle poussée à la suite de troubles dyspeptiques graves. Dans son rapport avec Teissier au Congrès de la tuberculose de 1898, Bergonié concluait que jusqu'alors la radiothérapie n'avait jamais conduit les lésions pulmonaires à une modification heureuse et durable. La thèse de Mlle Ogus, constatant un effet défavorable sur la nutrition et les lésions viscérales, engage aussi à de grandes réserves.

— Les tuberculoses articulaires et la péritonite tuberculeuse paraissent plus favorablement influencées, mais nous pensons qu'il faut encore attendre une expérience plus étendue pour nous fixer dans ces cas sur la valeur relative des rayons lumineux et des rayons X.

Zokoloff a traité avec succès le rhumatisme articulaire chez les enfants : ceux-ci, enveloppés dans une couverture, étaient placés à 50 ou 60 centimètres du tube.

L'exposition durait de dix à vingt minutes. La première, une fillette de cinq ans a guéri après deux séances, la seconde, âgée de quatorze ans, en une séance ; les deux autres en trois ou quatre séances.

De Lancastre a guéri une ostéo-périostite suppurée du cubitus qui durait depuis deux ans. Les séances eurent lieu tous les trois jours et durèrent vingt minutes. Enfin Lepetit (de Clermont-Ferrand) a publié l'observation d'une plaie contuse par arme à feu dont la cicatrisation marchait lentement. Le malade fut radiographié pour chercher si quelque corps étranger n'était pas resté dans la plaie. La radiographie montra un fragment de canon de fusil. Mais à la suite de la séance de rayons X, la plaie présenta une vive réaction et, quelques jours après, la cicatrisation avait fait de remarquables progrès.

Tel est, très impartialement exposé, l'état actuel de la radiothérapie. Il reste beaucoup à faire, car nous sommes loin d'être encore exactement renseignés sur les actions biologiques des rayons X, et il y a aussi de grands progrès à réaliser relativement aux moyens à employer pour mesurer leur intensité.

Mais les résultats obtenus permettent cependant de les utiliser avec confiance dans certains cas bien déterminés, ce qui est déjà fort beau pour une méthode thérapeutique qui ne date que de quatre ans, et n'a pu, à cause des difficultés de l'outillage et de la délicatesse du maniement des appareils, être essayée que par un nombre relativement très minime de médecins.

Certainement l'ère des progrès et des recherches est loin d'être close et l'avenir nous réserve, sous ce rapport comme sous celui des applications des autres agents physiques, plus d'une découverte féconde en résultats pratiques pour le soulagement et la guérison des malades.

TABLE DES MATIÈRES

2494-01. — Corbeil. Imprimerie Ed. Crété. 10-01.

www.ingramcontent.com/pod-product-compliance
Ingram Content Group UK Ltd.
Pitfield, Milton Keynes, MK11 3LW, UK
UKHW051023210726
13857UKWH00007B/1255